倡导自由探究

鼓励学术争鸣

活跃学术氛围

促进原始创新

新观点新学说学术沙龙文集㊴

髓鞘科学

——解密21世纪神经科学及脑重大疾病的新视角

中国科协学会学术部　编

中国科学技术出版社

·北　京·

图书在版编目(CIP)数据

髓鞘科学:解密21世纪神经科学及脑重大疾病的新视角/中国科协学会学术部编. —北京:中国科学技术出版社,2012.2
(新观点新学说学术沙龙文集;39)
ISBN 978-7-5046-5990-3

Ⅰ.①髓… Ⅱ.①中… Ⅲ.①髓鞘-研究
Ⅳ.①R322.8

中国版本图书馆CIP数据核字(2012)第016456号

选题策划 赵 晖
责任编辑 赵 晖 夏凤金
责任校对 林 华
责任印制 张建农

出　　版 中国科学技术出版社
发　　行 科学普及出版社发行部
地　　址 北京市海淀区中关村南大街16号
邮　　编 100081
发行电话 010-62173865
传　　真 010-62179148
投稿电话 010-62103182
网　　址 http://www.cspbooks.com.cn

开　　本 787mm×1092mm 1/16
字　　数 200千字
印　　张 7
印　　数 1-2000册
版　　次 2012年12月第1版
印　　次 2012年12月第1次印刷
印　　刷 北京金信诺印刷有限公司

书　　号 ISBN 978-7-5046-5990-3/R·1559
定　　价 18.00元

序

髓鞘是包裹在神经纤维上的重要结构,参与了包括神经细胞分化、发育、信号转导、免疫应答、认知、衰老等各种重要生命过程。国际上日益关注髓鞘的发育生成在神经系统中的作用,2009 年 *Cell*,*Nature* 及 *Science* 共有 16 篇相关报道。这充分说明对髓鞘的发育分化的研究已成为世界主流前瞻性研究之一。"脑十年研究计划"实施以来,国内大多数的研究项目将注意力集中在神经元,对于包绕在神经元轴突周围的髓鞘的发育及其对神经细胞的调控机制关注甚少。近来的研究证明,下述众多疾病均与髓鞘有关:①先天性髓鞘发育不良性神经病;②感染性疾病(甲型 H1N1 流感及禽流感);③中毒性疾病(海洛因成瘾等中毒性疾病);④免疫相关疾病(脱髓鞘疾病多发硬化,肝移植手术后脱髓鞘性改变);⑤认知障碍(老年痴呆);⑥脑老化:研究发现随着增龄老年人首先出现髓鞘失稳态变化,此研究对解密脑老化具有重要战略意义。

综上所述,我们认为有必要召开"髓鞘科学"沙龙。在中国科协的支持下,我们跨学科组织国际权威专家,开展对髓鞘发育、生成、老化的深入研讨。力图在我国兴起一个前沿性的研究领域,为解开神经科学的诸多谜团找到一个新的切入点,增加我国的原始性创造力。本沙龙组成了多学科交叉的在髓鞘发育方面有卓越成绩的团队,邀请近年来在 *Cell*, *Nature*, *Neuron*, *PNAS* 及 *Journal of Neuroscience* 等高水平杂志上发表研究论文的"髓鞘科学"院士、千人计划、长江学者等专家及国内著名神经科学领域的院士进行专题报告和讨论会,提供一个宽松自由的交流平台,让不同领域、不同学科的研究者共聚一堂,讨论"髓鞘科学"国际前沿研究热点,相互启发、开拓思路,为解密 21 世纪脑老化科学及脑重大疾病提供新视角,促进我国"髓鞘科学"研究的快速发展。

最后，值此文集出版之际，作为本次沙龙的发起者，向出席沙龙的各位专家学者、中国科协表示衷心的感谢。在沙龙文集的后期整理过程中，北京大学医学部神经科学研究所脑老化与认知障碍实验室的周亮、周婷等做了大量细致的工作，在此一并表示感谢。

崔德华

2012年8月

目　录

主题一　髓鞘与脑科学

主题二　髓鞘稳态与失稳态

主题三　髓鞘稳态与研究模型

主题四　髓鞘失稳态与脑老化

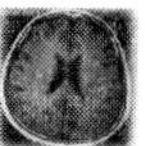

会议时间

2010年4月24~25日

会议地点

香山饭店

主持人

崔德华　樊东升

樊东升：

各位领导、各位专家，中国科协第39期新观点新学说学术沙龙现在正式开始，学术沙龙的主题是“髓鞘科学——解密21世纪神经科学与脑重大疾病的新视角”。本次学术沙龙活动由中国科协学会学术部主办，北京大学医学部承办。

主题一　髓鞘与脑科学

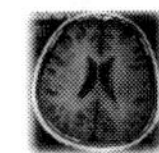

高龄化社会与脑科学

◎韩济生

第一次参加这样一次新型的讨论会，我虽然不是这一行的专家，但作为神经学科的专家参加，对于神经科学有关讨论会是一个支持吧。

高龄化社会是以65岁作为界限，65岁以上占全社会比例达到7%就进入了高龄社会，如果达到20%就成为超高龄社会。中国的现状，以60岁为准，1990年达到百分之八点几，2000年已经达到了高龄化社会，以后可能会出现超高龄化。水涨船高，联合国的老年分类也涨了，6.0%～7.5%是高龄化，7.5%～9.0%是超高龄化，9.0%以上是非常高龄化。如果三个人里面有一位是老年痴呆的话，这是难以想象的。所以，我们的主题还是非常重要的。

那么，中国现在每年产生老年痴呆病例500万左右，到2050年，每年将新生2000万以上病例，这个数字确实是惊人的！我们的目标，希望老年人生理性的老化，心理是健康的，社会是美好的。讲到这个地方，想起小时候学的歌——《大同歌》，使"老有所终，壮有所用，幼有所长，鳏寡孤独者皆有所养，外户而不闭，是谓大同。"我们今天也是贡献一点力量，预祝中国科协第39届的沙龙圆满成功。

为什么要从髓鞘科学的角度来研究脑老化

◎崔德华

1. 脑老化

人类生长发育到成熟期以后，随着年龄的增长，机体在形态结构和生理功能方面必然要出现一系列退行性变化，即神经细胞开始萎缩，细胞内脂褐素蓄积，细胞间突触联系和蕴藏的生化物质减少，接受和传递信息的能力降低。这些导致老年人感觉迟钝，反应缓慢，记忆力下降，思维阻滞，脑功能降低，这就是通常所说的“脑老化”。随着增龄神经元内沉积脂褐素（老年素，lipofuscin）成为脑老化特征性金标准。造成神经元蓄积脂褐质的主要原因，是出现交联物质的增生和积聚；某些离子化的分子基团，在生命的早期均有其正常代谢和排出途径，但在老年期，其代谢和排出逐渐减慢并在体内积聚。脂褐素大部分来自线粒体，是由不饱和脂肪过氧化物形成的交联体。由于这种交联体分子量大，不易从细胞内排出，故在神经元内沉积，出现脑老化形态特征性变化。

2. 髓鞘细胞代谢异常是脑老化前兆

髓鞘是脑内富含磷脂的包绕神经轴突的致密板层结构，其功能既可保障神经冲动以每秒100米的速度快速传导，又可使神经纤维之间在电学上绝缘，因此通常被认为是联系各个脑区和核团的“电缆”或信息流通

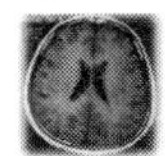

道。在过去,近百年科学史中由于受神经元和突触学说的影响至深,神经科学领域严重地忽略了髓鞘自身发生发育、老化和疾病的分子细胞机理研究,严重阻碍了人们对髓鞘相关疾病的认识和诊疗水平的提高。近年来,国际上日益关注髓鞘的发育、生成及老化在神经系统中的作用,发现髓鞘参与了包括神经细胞分化、发育、信号转导、认知、衰老等各种重要生命过程,伴随增龄脱髓鞘—髓鞘再生稳态失调是脑老化及痴呆症等的先兆。2009 年 *Cell*,*Nature* 及 *Science* 共有 16 篇相关报道,这充分说明髓鞘科学已成为世界主流前瞻性研究之一。我们前期工作也发现脑内髓鞘相关基因,表观遗传以及在脂代谢异常,可导致蛋白质异常修饰,脂褐素及糖基化终末产物(Advanced Glycation End Products,AGEs)沉积,出现脑老化特征性改变。因此,髓鞘细胞代谢网络调控的研究是脑老化领域的前沿科学问题。

3. 髓鞘改变参与多种重大疾病且机制复杂,需要多学科联合攻关

由于髓鞘参与神经细胞分化、发育、信号转导、免疫应答、认知、衰老等各种重要生命过程,与血管系统、免疫系统、消化系统和内分泌系统等全身各系统有着密切的联系,因此,遗传、免疫、细胞外液电解质、有毒物质等体内外因素容易造成髓鞘生成、脱落、再生的动态平衡紊乱,引发各种疾病。其中包括先天性髓鞘发育不良性神经病、髓鞘发育与视听觉相关疾病(如 Pelizaeus Merzbacher Disease)、自身免疫疾病(如多发性硬化)等。值得密切关注的是,一些新出现或与社会发展有关的,在有严重危害性的疾病的发病过程中可观察到髓鞘的异常改变,如甲型流感等感染性疾病可引起丘脑和脑干脱髓鞘;海洛因成瘾等中毒性疾病可引起脑白

质髓鞘发育细胞受损最终导致脑白质空泡变性死亡。此外,糖尿病可引起髓鞘内压下降,髓鞘厚度减少;精神分裂症则被发现与髓鞘的神经鞘脂代谢通路有关。心理学、神经病理学和神经影像学的研究结果一致表明,髓鞘的脱落在成年期就已经开始发生,且随年龄增长而加速,而髓鞘中的 Nogo 受体具有清除 β 淀粉样肽(Aβ)的功能,可以改善老年痴呆(Alzheimer's Disease,AD)转基因模型小鼠的空间记忆力,提示髓鞘改变可能是认知障碍和 AD 发病的潜在机制。概言之,研究发现随着增龄老年人首先发生髓鞘生成与再生障碍,此研究对解密脑老化具有重要战略意义。在中国迈入高龄化社会之际,脑科学的研究任务不应该局限于探索脑生长发育的基本过程,而应逐步向解密脑老化过程、机理、影响因素及其病理转化调控规律及其对策这一方面转化,而要解析脑科学领域的这些难题,对髓鞘的结构和功能的前瞻性认识和全局性把握是不可或缺的。科学研究的历史告知我们,要解决一个科学难题离不开多学科的合作。对髓鞘的研究也不例外,我们不但要探索髓鞘生成和发育的基本过程和机制,而且要解析它的变化、影响因素与神经系统重大疾病的关系,以及为早期诊断、防治这些疾病提供重要的理论基础或生物靶标,而这些目标的实现有待于数、理、化、生等学科在概念、理论、方法上的进一步交叉融合。鉴于髓鞘在机体内扮演的特殊角色,我们可以预见从各个学科角度对髓鞘的研究能够为脑科学乃至神经科学的发展提供一个新的视角,甚至可能开辟一片广阔的新天地。因此,我们认为,脑内髓鞘生成与损伤的基础研究具有重要的科学和社会意义,属于国家重大需求。从这个角度出发,我们组成了一支多学科交叉的在髓鞘研究方面有着卓越成绩的专家,组织此论坛,希望大家踊跃参与讨论。

主题二　髓鞘稳态与失稳态

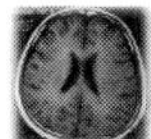

主持人

鲁青　邱猛生

邱猛生:

在鲁青教授开讲之前,我想对他的研究背景简单介绍一下。我跟鲁青教授在美国是多年的同事,所以对他比较了解。鲁青教授在髓鞘方面做得非常出色,现在可以算髓鞘科学里面顶尖的科学家了,2009 年和 2010 年就发了两篇论文。他是 1997 年从美国获得博士学位,然后到哈佛大学著名的实验室做博士后,博士后期间做了一个重大的发现,发现两个因子在髓鞘当中的表达和功能,这在当时引起轰动,并发了文章。当时,我也是搞髓鞘研究的,所以对他的工作非常重视。他用这些出色的成绩到德州大学西南分校找到助理教授的位置,在他自己的实验室里面做得非常好,每年都有很多很好的成果发表,尤其是这两年取得突破性的进展。今天,他要给我们介绍一下这方面的主要工作。

髓鞘生成细胞的分化与髓鞘生成

◎鲁　青

谢谢邱猛生教授的介绍。在读博士后的时候，实际上我还没有接触神经髓鞘这个领域，那个时候都是看邱教授的文章，从中得到很多启发。

今天我主要讲一些我的研究工作，以及和四川大学合作的一些成果，主要是讲神经髓鞘细胞的分化表观遗传学调控。

大家知道，髓鞘细胞主要功能就是包裹轴突，就像平时电线的绝缘体保护电线一样，起一个绝缘的作用。另外一方面，它会在生物体中增加神经传导的速度，有髓鞘的神经元和没有髓鞘的神经元速度会相差200倍，有髓鞘的话会很快。可以想象一下，轴突可以从我们的脊椎到脚部，神经的细胞体在脊髓上。当你一旦有一些痛觉，会马上有反应，这些反应就是轴突的快速传导。

包裹是很重要的，想象一下，电线绝缘体坏了会短路，短路会有很严重的后果，起火等；在人体上面会表现为病变和神经各种症状。髓鞘细胞主要分布在白质，人的大脑里面大概有多于50%的区域是白质，白质是没有神经元的胞体的，只有轴突和神经髓鞘细胞。从进化的角度来说，在无脊椎动物里面是没有的，甚至在哺乳动物，如小鼠的白质只是很小一部分，而进化到人类，白质就有50%，为什么人类有更多的白质呢？一方面人是非常聪明的动物，活动性的神经元速度增加很多，神经元的

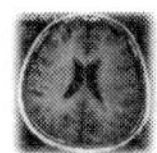

活动跟白质有关，如果要大量进行神经元活动，就需要白质的包裹，否则传导速度会比较慢。这就是为什么人在处理东西的时候比别的动物快得多和高明得多。

特别是在神经系统里面，如果损伤不能够及时修复会造成神经元的退行性变化，就不能再生，很多神经方面的功能就会丧失。现在，我们想如何在最早期能够对轴突损伤修复，尽快地让绝缘体或者说包裹形成。如果神经包裹的细胞有病变，有一种著名的病——多发性硬化症，它有髓鞘的缺失，这个缺失的部分决定了病变。如果正好缺失在运动神经，这个人就会瘫痪；如果正好在视觉神经上，这个人就会失明。也跟小孩的发育有关，新生婴儿很容易发生病变，缺氧缺血，首先导致的是白质缺失，如果不能及时进行修复，小孩就会变成一个发育和各个方面都不正常的孩子，这也给国家和社会带来很大的经济和精神上的负担。

同时，最近也发现髓鞘的生成细胞跟老龄化很有关系，特别是像我们知道的阿尔茨海默病，人们都以为它跟神经元有关，如果仅仅是因为神经元，为什么非得等到很老的时候才有这种疾病呢？实际上，神经的环境决定了神经元的存活，这个环境也就是髓鞘细胞。现在美国的研究人员对此很重视，对神经元的环境，即所谓的少突胶质细胞对神经元的影响，怎么样影响它的发育和存活，越来越重视。

另外，还有一些精神分裂症，这些病人的髓鞘是有缺陷的。像刚说的，电线如果绝缘体在某些地方不能包裹好了，就会短路，就导致某些病人歇斯底里的不可控制。在这个领域上，人们认为包裹这个神经轴突是很重要的方面。所以，现在很多研究也在研究为什么稳态的变化会影响精神病的形成。

神经胶质细胞对神经元的发育功能和它的病变有着很重要的作用。

我们现在主要是想知道怎么能够在第一时间对神经胶质细胞损伤以后的再生、修复,去促进的这么一个过程。我们实验室还比较基础,想知道到底是什么样的因素决定了它髓鞘细胞的生成?做博士期间,我们是做髓鞘干细胞分化的,我们大脑里面有三种基础的细胞——神经元,少突胶质细胞和施万胶质细胞,两者统称为胶质细胞。当我在哈佛医学院做博士研究的时候,几乎所有的研究都是研究神经元的形成和功能,找到很多的东西,但是神经元胶质细胞是一个谜,当时我加入实验室的时候,它是做肿瘤的,当我问什么基因造成胶质细胞的形成,没有一个人能够回答我的问题。而且可能神经元需要胶质细胞调控,很多人没有去研究。

我出于这方面的兴趣,我觉得每一个细胞的分化都有一定的调控,培养神经干细胞,让它在一定条件下形成神经胶质细胞,通过差异和分解方面,寻找这个过程中的基因。比较幸运的是,我们找到两个基因,这对当时的神经胶质细胞的分化是很大的影响,按我们老板的话来说是一个奠基石,对神经胶质细胞的分化来说是一个开端。在这种情况下,因为当时是第一个发现这样的基因,能够控制胶质细胞的形成。

通过很多实验室的研究,现在我就总结一下,NPC(neural progenitor cells)主要是控制 OPC(oligodendrocyte progenitor cells),给是说它从干细胞怎么来的;另外 OPC 也控制了后期的胶质细胞。这个过程对很多的基因调控,邱猛生教授是研究这方面的专家,他对神经胶质细胞的形成有很多的研究。

我们也发现有很多负调控的信号传导通路。胶质细胞和神经元不太一样,神经元的控制因子,一旦神经元形成以后,调控者就会下调,胶质细胞一直维持调控质在当中。其中一个重要的原因,胶质细胞一直带

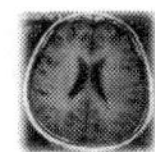

有负调控，一旦有神经损伤或者是脑损伤就会刺激这些负调控的信号通路，就会抑制胶质细胞的分化。所以，它是形成一个稳态，这个稳态决定了它是不是分化成成熟的胶质细胞。

今天，我主要是讲另外一个方面，就是说环境因素怎么对稳态进行调控，因为我们知道，细胞的存活它分化成熟需要一定环境的，那么这个环境基本上大家现在都认为是一种表观遗传学，就是环境对稳态怎么影响。什么叫表观遗传学呢？简单地介绍一下，表观遗传学是一种可以遗传的一种变化，对基因的表达；但是它只对基因的表达有影响，对基因的结构、对基因的序列没有影响，只影响基因的表达和它的结构，但不影响它的序列。通常这种修饰对于 DNA 的修饰是可逆性的，所以环境的影响是可以负的，如果没有环境调控可能走向这一端，有环境调控就走向另一端。

举一个例子，双胞胎的生老病死是不一样的，但是他们有完全一样的基因组，为什么他们今后的发展情况不一样呢？就是因为环境的因素，这就是表观遗传学的调控，这个调控主要是两个水平上，一个方面在转入水平上，主要是对 DNA 甲基化的修饰；还有组蛋白夫乙酰化酶（Histone deacetylase，HDAC）对基因组的空间结构起了很大的作用，HDAC 也会对基因组进行表达；还有一种是 HDAC 重新组合的过程中需要另外一种 HDAC。另外一方面的表达水平是转录后的水平，一旦表达之后，怎么样对二类干扰方面进行调控。

一位首先发现 DNA 的著名的科学家，他对表观遗传学有一个准确的定义，他说表观遗传学是能够解决非常奇妙的一些事情的，这些事情是不能用一般的遗传学来解释的。不能用遗传学来解释的话本身都属于表观遗传学这一类，它可以对很多事情进行解释。

今天我主要讲的就是我最近跟四川大学的合作，对 HDAC 修饰怎么样进行调控；还有另一方面转入后水平，对调控进行了基因的表达和髓鞘的形成。

如果再有另外一个酶，会把这个给处掉。很多的转录因子不能接触，只剩少数的基因可以被其他的基因调控。很多情况下，它又形成了一个比较紧密的结构。在神经干细胞的分化，这个过程实际上促进神经胶质细胞的形成。我的一个学生是四川大学的，对 HDAC 调控胶质细胞的分化很感兴趣，他首先研究 HDAC 对胶质细胞的影响，他的方法是用转基因小鼠，特意的把 HDAC 敲除，看看有什么影响。正常的情况下，白质，这是脊髓的部分，这里面白质部分就会出现髓鞘血清蛋白，髓鞘血清蛋白的出生说明它是有髓鞘的。把 HDAC 敲除以后，细胞就会受到影响。你可以看到正常的情况下，轴突是被包裹的，等 HDAC 敲除以后，就不能够形成轴突。

组蛋白怎么跟老龄化有关系呢？两天前有一篇文章发表一个论点，老龄老鼠它的蛋白活性是下调的，这个下调会造成髓鞘的缺失，这个缺失就是我们现在要探讨的，是不是髓鞘缺失对我们今后的脑老化有很重要的作用？我们知道，髓鞘的缺失会造成很多方面的疾病，在正常情况下，如果要是不断缺失的话，神经功能就会降低。另外一方面来说，能不能在今后去做一些药物，然后维持酶的活性，可以保持髓鞘的活态，可以延长寿命。

大家有什么问题可以随时提问。

第二方面我讲一下转录后的调控。刚才我讲了，怎么对转录后的调控影响髓鞘的分化，我们知道，这个 23 的小分子，这个小分子在核里面被表达，表达之后会转到细胞浆里面，变成成熟的 RNA，它跟蛋白质的复

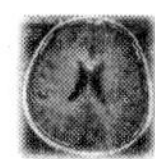

合物有结合，结合之后会识别靶基因，它是抑制了靶基因的识别。同样，我的一个博士后研究员，曾经在一起工作，还有四川大学的两个研究生，他们就想知道，RNA 形成对髓鞘化有什么影响。他们做了转基因小鼠实验以后发现，如果把 RNA 形成酶去掉，髓鞘在大脑里面降低很多；RNA 形成酶去掉之后髓鞘的形成中，很多的神经轴突不能够被包围，也就是说 RNA 确实对髓鞘有着很重要的作用。

下一步，他们想知道对前体细胞有什么影响。发现前体细胞继续增生，这就是胶质细胞大量增生的原因，我们现在还在研究怎么样调控以及影响它。因为我们主要的 RNA 形成酶中，肯定有很多的 RNA，我们想知道到底是哪一个 RNA 的影响，我们就用基因芯片去找到底是哪一些 RNA 降低了。通过微矩阵，我们发现 338 和 219 的降低是最显著的，确实在寡突细胞缺失的神经系统当中降低了，印证了我们微矩阵的结构是对的。

下一步我们就想知道它到底对细胞的分化有什么影响。我们在培养的体系中让它过一遍 219 和 338，发现它们确实促进了细胞的分化。同时，如果把 miRNA（微小 RNA）抑制住了，会不会产生一定的影响？这两个 miRNA，219 和 338 不但能够促进细胞的分化成熟，也对它的分化成熟起了决定作用的。

通过一系列的研究，我们发现 miRNAs 对细胞的分化有促进作用。这篇文章已经于 2009 年在杂志上发表，主要的内容就是 miRNA 确实对细胞的分化起了很关键的作用。

我刚才提到了胶质细胞现在在国外是受到很大重视的，可以看到很多科学杂志会有一些评论，可以认为这是一个新的前沿，因为过去都注重神经元，对胶质细胞都忽视了。人的大脑里面，胶质细胞的数量要比神经元的数量多9倍以上。我们的大脑主要是神经胶质细胞，神经胶质细胞就构成了神经元一个主要的环境，这个环境的变化就会对神经元的功能、老化起到很关键的影响。

所以，下一阶段研究一下表观遗传学对髓鞘的维持、修复以及再生，是不是也很重要，乃至对健康的影响。对正常的脑老化缺失的情况下，能不能通过促进髓鞘的形成，来维持老人的正常功能。我们在进一步研究像HDAC、miRNA还有ATP对髓鞘的形成和影响。

樊东升：

我有一个问题，从临床上来说，髓鞘和脑老化一个非常明显典型的现象就是多发性硬化症，因为在发生髓鞘明显的普遍性的广泛缺失情况下，功能的下降是非常明显的，而影响因素也越来越大。白质疏松主要的原因是慢性缺血缺氧导致的损害，在这种情况下，跟您研究的这些方面有没有什么联系？

鲁 青：

有，它不是用缺氧缺血模型做的，但是我相信在缺氧缺血的环境下也是有影响的。

童坦君：

本人研究“人为什么会老”，确切地说就是研究“人的细胞为什么会老”；再确切一点说，就是研究“人的可分裂的细胞怎么会老”。可以说我对脑这方面有一定了解，所以邀请我来参加这个会，我觉得是一个很好

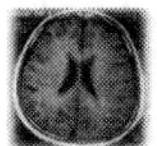

的机会。鲁青教授讲的内容很新,有很多新的进展。在脑里面胶质细胞和神经元的比例是9:1,我就有一个问题,这个研究的结果是不是主要体现胶质细胞,而不是神经元?

鲁　青:

是这样的情况。因为你如果把全脑拿出来做,大部分神经元都死亡了。

童坦君:

髓鞘(线粒体)是不是胶质细胞的问题?

鲁　青:

这个问题很深刻。实际上髓鞘细胞要形成髓鞘,需要很多能量的,所以它的线粒体非常活跃,这跟肌肉是一样的。可以想象一下,轴突形成以后要包裹100多圈,尤其是包裹是在神经元进入网络之后才开始进行包裹的,在这个包裹过程中需要很多的能量。做这方面研究的人还很少,这方面的研究是比较缺失的。关于HDAC对老龄化、胶质细胞的影响的研究还是一个空缺。

童坦君:

线粒体跟胶质细胞的分化肯定是有关系的,那么髓鞘的维持可能也是。

鲁　青:

对,这是一个需要研究的问题,髓鞘的维持可能跟线粒体也有关系,美国只有一两个实验室在作这方面的研究。

戴甲培:

我有两个问题问一下。你说的髓鞘的降低只是在白质里面,还是灰质里面?还是两个都发现它降低了?第二个问题,神经元分解完了之后不好调控,对胶质细胞构成一定刺激以后是可以的。您认为它们之间这样一个机制到底可能在哪方面有问题呢?为什么你再怎么刺激神经元,它也是有一些缺陷,很难再调回来分化、分裂?

鲁　青:

第一个问题,髓鞘是可以在灰质和白质里面都有的。我们这个小鼠模型中灰质、白质都有。

戴甲培:

你这个模型里面有没有发现轴突有问题?

鲁　青:

轴突基本上没有变化,只是脱髓鞘;等比较晚期的时候,因为长期没有包裹就会有变化,轴突就会降解,早期是没有的,晚期是有的。这些转基因小鼠出生后一般到两三个星期就死亡了,它的神经元变化就完全没有了。第二个问题,髓鞘细胞跟轴突的关系是特别紧密的,像身体穿衣

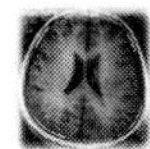

服一样。如果没有髓鞘，神经元本身就是暴露在环境中，然后它有一些像我刚才讲到的，快速传导是通过钠离子通道和钾离子通道，如果没有钠和钾就不行了。在这里有一个物质交换的，这个物质的交换能够维持轴突正常的功能。这方面有很多的研究，到底怎么能够影响，具体什么样的功能还不是很清楚。

樊东升：

刚才您讲的髓鞘，就是说运动是很重要的。人的思维，有的人想得特别快、聪明，有的人就比较笨一点，这个跟髓鞘有没有关系呢？

鲁　青：

很有关系。爱因斯坦是公认的世界上最聪明的人，有的专家发现他的胶质细胞比别人多，解剖以后发现白质区域比正常人多很多。我刚才提到了，聪明的人会多“想”，“想”就跟神经元活动有关系，有一个信号传导的过程，传导信息就会增加它的包裹，神经元的数量就增加了。如果比较笨的人，神经元很少活动。

崔德华：

最近有很多关于精神病的研究，现在抑郁症是非常大的问题，战争后抑郁症患者的自杀率都非常高。有些老年人脑有障碍的，有些老年人长寿而且生活得好的，这些跟髓鞘都有关系。刚才鲁青老师也说了，白质如果少就会出现先天性的思维不行，可能就是痴呆了，发育不全。如果白质这块随着年龄的增高，相对正常的老年人和痴呆老年人，白质有明显的不同，这样髓鞘可能涉及人类大脑的发育、生长，以及与他所患的疾病是分不开的。所以，刚才鲁青教授谈到，基因没有突变，序列没有改变，可能是各种环境因素，或者是异常的病毒，或者是中毒导致的。

我回国之后发现有一位海洛因中毒的病人死亡后，白质细胞有变形，还不是灰质为主。所以，它可能起着非常重要的作用。

樊东升：

我个人是研究神经变性病的。最新的研究显示，大概50%的神经变性病患者在早期就已经存在着逻辑功能的缺失，因为这牵涉中枢和外轴，中枢的神经髓鞘主要是少突胶质细胞和施万胶质细胞，那么它们在技术研究方面有没有什么区别？

鲁　青：

这是很重要的。最近一两年很多杂志都提到肌萎缩侧索硬化症(Amyotrophic Lateral Sclerosis，ALS)，在成年人中有一个退行性的变化，这个疾病长期以来认为是运动神经元(因为有一个基因的突变)，会造成运动神经元的突起与变化。最近发现，因为突变不仅仅是在运动神经元，也突变在胶质细胞上。人们做了一个动物实验，如果仅仅凸现在胶质细胞上，看看神经元有什么变化，发现如果胶质细胞有变化的话，神经元也有一定的变化，这说明胶质细胞环境对运动神经元的维持是很重要的。

它们表达的基因是不同的，调控有一些共同性，因为细胞来源是不同的，调控的机制不太一样，至少从表观遗传学来讲是很类似的。表观遗传学不见得是少突胶质细胞，也可以是神经元。

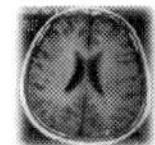

王晓民:

我有一个想法或者说一个疑惑,2005年的时候研究老年痴呆的人在宣武医院聚在一起讨论这个问题,我提出这样一个问题,什么叫脑老化?下一个定义,脑老化是个正常的生理过程还是病理过程?因为这次会议讨论的主题是脑老化和髓鞘变性,是不是这两个关键词有联系,咱们能不能细化?鲁青教授在国外做得比较多,不知道国外专家有没有这方面的研究。

第二个问题,三年前陈军所做的工作也是研究老年人的相关疾病,发现髓鞘变形,就提出来髓鞘变性,髓鞘变性可能与脑老化有关,那个时候国际上这方面的研究没有这么火。钱学森、周光召等一些专家都在,大家觉得发现这个现象是非常好的,那么怎么去认识它?

是病在先?还是髓鞘在先?是先有鸡还是先有蛋?是髓鞘变性之后引起的疾病,还是疾病引起的髓鞘疫性?这个问题是需要拿出更多的例子去回答的。刚才樊东升教授也提出问题,我也有同感,怎么样解释这个问题?中枢、外轴都是髓鞘,如果从一个人体的系统论来讲,处在同样的情况下,是不是中枢、外轴同时变?这个东西也要说得更好一点。当然,你说胶质细胞比较多,神经元与胶质细胞的比例是9:1,但是胶质细胞还分为别的胶质细胞,那么谈这个问题,是不是更应该细化一点。如果不这么谈,在同一个环境当中,胶质细胞的变化,除了少数胶质细胞变化以外,小胶质细胞变不变?它们都具有不同的功能来影响神经元的结构、生长、发育、存活等这些功能,这些怎么去做,做的时候是不是应该关注这样一些问题。

我想这都是问题,我知道的比较少,这些东西对我来说很困惑,也是大家都关注的问题。

陈　军：

崔教授牵头把髓鞘科学这样一个概念提出来，实际上这也是比较大胆的设想，国际上还没有人去讲髓鞘科学这样一个大科学的问题。中国人敢不敢讲这个问题？我们也是诚惶诚恐，但是中国科协给我们一个好的平台，学术沙龙可以讲不被人广泛接受的想法，看能不能展开这方面的研究，推动这方面的发展，我觉得这是非常好的机会。

刚才王晓民校长提的问题，确确实实都是非常重要的问题，他讲起三年前的事情，三年前我在研究中发现，那只是限于大白鼠，发现了髓鞘。我们从出生后第一天开始，到老年整个过程都看完了，发现脑子里面变化最突出的不是神经元，也不是神经突触，而是髓鞘。当时找教科书看，我是研究疼痛的，是因为研究疼痛发现这个问题的，后来就翻教科书，很权威的教科书里面也只是有两三页告诉你什么是髓鞘，哪些形成致密板层，很少有机理的介绍。

刚才晓民讲了什么是脑老化的问题，我想稍微谈谈自己的粗浅意见。实际上我注意到，从生物进化论的观点来出发，老化是一个自然的现象，生殖力的退化以及死亡率的增加。脑老化实际上没有定义。生物进化论的观点认为，老化是不可修饰的，不可逆转的，这个过程是生物进化的一个副产物。所以，人老是没有办法的。20世纪80年代以来有很多新的发展，对很低等的动物，用单基因突变的方法可以延长其寿命。2009年，有两篇文章，一篇发表在*Nature*上，一篇发表在*Science*上，就是讲通路的阻断，还有S6K基酶的阻断，第一次证明哺乳动物可以用药物学的办法延长寿命，这对能不能减缓老化提供了非常好的出路，如果用

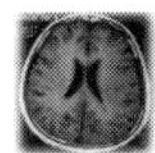

药解决是非常好的一件事情。

什么是脑老化？怎么样下定义好，请教在座的各位专家能不能就这个问题有一个讨论，有一个说法。我下午要讲的一个题目就是髓鞘的变化是不是能作为一个老化的生物标志？我们拿出一些证据，就是讲这方面的。从超微结构到芯片看到的一些结果，我们会讲到这些问题。至于说胶质细胞，刚才讲得非常好，包括星形胶质细胞是怎么变的，我们也同步看了这个结果。发现随着增龄，小胶质细胞和髓鞘都是显著增生，激活化。大白鼠四五个月之后就在逐步地增多。我看到那个结果，就在想，为什么老了以后脑子会出现僵化？是不是胶质增生造成的？当然，这种增生是髓鞘的损伤，还有ATP来促进髓鞘再生的过程，可能这些东西都在忙活。

看到这个现象有一个粗浅的思路，髓鞘就是一根电线，各个环节都会出问题，可能是司令部出问题，发射信号、接收信号出问题，这肯定是完全瘫痪的；但是实际上在现实生活中最容易出现问题的是线路、管道、电线，这些地方都有一些修理工在这儿天天弄，但是这些都是小人物，没有人关注他。但是，正是这些小人物天天在发挥大的作用，一旦它失调了，最后导致脑子功能的中断或者说瘫痪。比如说，出现“脑卒中”的时候是内囊出血了，如果我们切断神经传导路，这个功能完全消失。但是，如果把脑皮层切断，这个功能不会受到影响。在过去100年的研究历史中，这一块被大大的忽略掉了。

崔德华：

欧洲有一个统计，人活到90岁，65%属于生理性脑老化，35%是病理性的痴呆。为什么65%的人没有痴呆呢？至今对老年痴呆的研究主要是针对35%是怎么痴呆的，重点放在35%病理性的痴呆；我们这个沙龙要围绕髓鞘及脂代谢变化，探视脑老化机制。近年来，发现髓鞘参与了包括神经细胞分化、发育、信号转导、认知、衰老等各种重要生命过程，伴随增龄脱髓鞘－髓鞘再生稳态失调是脑老化及痴呆症等的先兆。

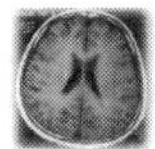

脱髓鞘疾病基础研究新进展

◎邱猛生

虽然是说脱髓鞘疾病基础研究新进展,但是我想重点讲一下髓鞘稳态与脱落研究,这方面的研究国内外不多,我现在的研究结果并不是很多,想谈一下自己对这方面的理解和工作设想,原来做的那些工作因为时间关系也就不谈了。

鲁青教授对髓鞘作了很详细的介绍,所以,很多工作我就不用介绍得那么详细了。髓鞘是多层的细胞膜轴突形成的结构,一个髓鞘形成细胞可以分很多的轴突,形成髓鞘;但是,轴突形成髓鞘,跟它的发育时期有关系,早期分化的髓鞘形成细胞形成的数量比较少,后面发育晚的髓鞘形成的数目就多,有的时候五六十个,所以髓鞘形成数目跟它发育的时期有关系。刚才鲁青教授说了,髓鞘的功能是增加传导速度,一般来说传导速度是10倍左右,但是个别时候可以到200,像鲁青教授说的那样。

它还有一个主要功能就是对轴突神经进行影响,因为轴突相互作用一段时间就依赖于髓鞘,髓鞘运动时间一长,轴突就开始退化,所以髓鞘对神经元的功能是必须的!髓鞘一旦形成,它不是一个静态的结构,它总处在一个动态平衡的状态。为什么这么说呢?因为髓鞘就像其他的细胞成分一样,分子会老化,所以必须经常更换,比如新的髓鞘膜蛋白取代了旧的膜蛋白,新的胆固醇和脂肪取代了旧的胆固醇和脂肪,不断的更新对髓鞘形成细胞是一个很大的负担。刚才我说了,一个细胞形成50个髓鞘,这50个髓鞘也在不断地更新,这是非常大的一个挑战。比如,一个母亲带着50个孩子也是非常不容易的,所以髓鞘是一个非常小的细胞,但是负担又那么重,这是一个挑战。

分子进行更新的时候还有一个形态就上的挑战,分子不断地更新,但是形态还必须保持完整,这就是形态上的挑战。正是因为这种超负荷的工作和很多挑战,理论上讲,使得髓鞘细胞很容易变老、凋亡、更新。一个超负荷工作的人就是容易变老,一个细胞也应该是这样的。

因为髓鞘细胞的工作量大,所以衰老会稍微快一点。现在这方面在临床上和小鼠上都有一点研究,人到中年的时候,髓鞘就开始出现退化,形态的变化,也叫髓鞘脱落,表现在形态方面主要是三个变化:第一,髓鞘裂开。正常的髓鞘由很致密的细胞膜形成;但是一些中老年人的髓鞘里面不是那么致密,它裂开了。第二,形成多余的髓鞘。形成多余的髓鞘以后,突出来形成一个发卡结构。第三,形成髓鞘空泡。这是一个轴突,这是髓鞘空泡(图略),这在老年人当中比较多一些,但是髓鞘空泡也可由金属中毒、化学中毒等引起。与老年相关的形态变化在临床内或者鼠内研究中比较多。

形态改变之后的髓鞘的命运是什么呢?现在发现,在老年鼠身体里面,一些娇小的细胞和老的细胞当中都发现髓鞘的残片,旧的髓鞘死掉了,新的髓鞘又形成,新的髓鞘容易形成,因为我们大脑里面含有髓鞘前体细胞,它可以形成髓鞘;但是形成髓鞘的效率就比年龄小的动物要低多了,效率很低的。即使形成新的髓鞘,在老年的老鼠里面,髓鞘的长度比正常、年龄的髓鞘形成的要短,而且要薄,所以在老年当中形成髓鞘也

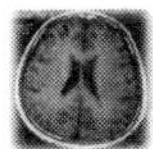

有一定的挑战性。

髓鞘老化的另外一个特征就是分子上的变化，它主要表现在胆固醇对脂肪的比例有变化，髓鞘主要蛋白成分也有变化。总的来说，髓鞘到老年的时候，流动性增加了，稳定性变低了。也许这些分子结构的变化可以导致形态变化，它们之间可能有一定的关系，但是这个关系不是很清楚。我们现在想在国内开展的一个工作是，想知道哪些调节分子直接参与这些形态和分子的变化。

关于这个方面国际上研究得还比较少，这是我们想在国内开展的工作。这项工作主要是集中在两个方面：第一，细胞表面分子，膜分子。因为细胞表面分子，特别是细胞黏合分子，对髓鞘和轴突之间的相互作用起着非常重要的作用，起着识别、黏附的作用，所以这种分子对髓鞘的形成、稳态、维护都非常重要，这方面分子要是改变的话可能会导致形态的改变。第二，髓鞘细胞特有的转入因子。研究它在髓鞘形成和稳态方面的作用，因为这些转入因子直接控制髓鞘蛋白的表达，也控制脂肪、胆固醇酶的产生，所以它们的改变就有可能导致髓鞘分子的变化，然后导致结构的变化。第一部分，我们研究了 NECL(nectin-like) 家族细胞蛋白在髓鞘稳态当中的作用。简单介绍一下，NECL 有 5 个成员，第五个跟其他几个相差远一点。这些蛋白之间都有 3 个 ID 区域，是分子之间相互作用的区域；后面跟着一个跨膜蛋白。NECL 蛋白之间可以相互作用，主要作用对象就是 2 和 3，1 和 4，它们之间相互作用可以使两个细胞膜直接结合起来，比如轴突膜和髓鞘膜，它们的作用对髓鞘的形成会有相当大的影响。两到三年前有两个实验室发现 1 和 4 在周边对髓鞘的形成起着关键的作用。具体的理论就是在轴突上表达 NECL1 和 NECL4 之间相互作用，它们之间的相互作用使得髓鞘膜牵到轴突上面，然后髓鞘不同的层之间也是通过1和4挂起来,所以这两个系统对周边髓鞘的形成是非常关键的。所以,我们想研究这两个对中枢神经系统是不是非常重要。首先研究了NECL1在中枢神经当中的表达,它主要表达在灰质的神经元里面,白质里面一点都没有表达;到15天的时候基本上都是在灰质里面,白质基本上没有。NECL4刚开始在神经元灰质里面有一点表达;但是在髓鞘开始形成的时候,我们发现外面的白质里面也有表达,而且表达是越来越强,到成年的时候继续有。双边实验证明NECL4确实在形成髓鞘的细胞当中表达。也可以看到NECL1和NECL4确实跟髓鞘稳态的形成很有关系。

为了证明它们体率的功能,我们把NECL1敲除了,看看它有什么影响?我们发现视觉神经里面,7天当中髓鞘突变体中开始形成,但是突变劳损里面没有;到15天的时候,髓鞘增多,突变体当中也开始增加了;两个月的时候基本上没有区别了,这种结果和其他的结果说明NECL1对髓鞘影响是很重要的,突变以后它可以推迟髓鞘的形成,但也不是必须的,可能因为其他的分子参与了。同时,我们也把NECL4基因敲除掉了,我们对老鼠现在还没有怎么分析,老鼠还活着;下一步我们要对髓鞘的形成进行深入的分析,关于这方面的工作我们想做关于突变体里面冠状细胞的分化和髓鞘的形成,看看在老年的突变体里面,髓鞘结构会不会变化得更快一点,会不会衰老得更快或者说更慢。这个完全有可能。

NECL这个家族有好几个成员,我们刚才说了1、2、3、4,可能它们之间有一些功能的重复性,敲掉一两个可能还没有什么差别,要是同时敲掉,可能形态学显示改变更强了,这也是我们将来想在国内开展的工作。

第二部分,我们想研究一下髓鞘形成和衰老的转入因子结构。刚才鲁青教授说了,OL1和OL2对髓鞘细胞的形成非常重要;另外一个德国

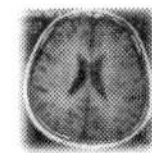

的实验室发现 Sox10(SRY-related HMG-box)在髓鞘形成的过程中也表达;我们发现 Nkx2.2(Homeobox protein)在髓鞘形成的早期也开始表达,然后 Nkx6.2 在髓鞘形成以后也开始表达。鲁青教授也介绍了 OL1 对髓鞘前体细胞的表达是必须的,没有 OL2,髓鞘前体细胞根本不产生,那么 OL1 可能就是调节髓鞘前体细胞的分化;我们发现 Nkx2.2 早期表达也是调整前体细胞的分化,把这些基因去掉的话,前体细胞分化推迟了,不只是推迟,而且减少了。Sox10 和 Nkx2.2 在髓鞘形成晚期的作用还不太清楚,所以我们对髓鞘形成的转入因子这方面还不太清楚。

根据我们现有的体外试验,还有一些其他人的基因剔除试验,我们提出这么一个假设,就是髓鞘形成的过程中和形态维持的过程中,Sox10 可以促进髓鞘形成的表达,Nkx2.2 可以对髓鞘维持进行表达。当你需要更多蛋白的时候,这两个活性就下降了,当产生的髓鞘蛋白过剩的时候,也许这个活性就增强了,所以它是一个平衡体。这个平衡体对髓鞘的稳态平衡可能会起到非常重要的作用。那么怎么证明这个假设呢?因为 Sox10、Nkx2.2 的基因剔除模型,它们生下来就死了,死的时候还没有形成髓鞘。所以,原来的动物模型不能研究在髓鞘形成和稳态平衡里面的作用。我们就必须做一些条件剔除的小鼠,就是条件剔除的小鼠,可以在细胞里面去掉,这是一个比较前沿的技术,但是可以控制它的时间和提点。我们做了 Nkx2.2 的条件剔除老鼠,研究 Nkx2.2 对髓鞘形成和维护的作用;同时我们也做了一个双转移基因老鼠,可以过分表达 Nkx2.2,看它对髓鞘蛋白表达的影响和结构的影响。现在那些老鼠模型我们都有了,现在正运到中国,我们想研究早期在条件剔除老鼠里面把它敲除,看看它们对髓鞘形成是不是必须的。也可以在前沿的时候把它敲掉,看它对髓鞘的结构有没有变化,会不会有结构的变化。另外,研究 Nkx2.2

对髓鞘的结构尤其是老年的时候有什么影响,看能不能推迟髓鞘的老化。

第三个,我们想研究Nkx6.2对髓鞘形成的表达。因为Nkx2.2和Nkx6.2之间可能有一些功能的重复。我们不是完全的基因剔除,如果完全剔除它就死了;Nkx2.2到8、9个月的时候老鼠就开始颤抖,有基因突变;我们测量动作变为的传导下,发现它变位传导推迟了,推迟的幅度也下降了,说明髓鞘的功能结构有改变。

最后,我们研究的目标是想利用我们现在新产生的基因剔除和转基因老鼠,能够更好地了解控制髓鞘形成、髓鞘稳态平衡和衰老相关的髓鞘变化的分子途径;利用找到的这些分子,去看看能不能终止或者减缓衰老造成的髓鞘的脱落。最终的目的是看看能不能利用这些控制髓鞘形成的分子,刺激成年甚至老年组织里面髓鞘前体细胞分化,形成新的髓鞘,然后分布大脑的功能。

童坦君:

我听了之后有两个问题。第一,我来之前就想了解一下髓鞘的亚细胞结构,查了好几本书没有查到,不知道有哪些亚细胞结构?要说它没有,但是它有能量,能量哪里来?我想与亚细胞有关系。第二,转入因子与髓鞘的形成有关系,形成胶质细胞,转录因子调控了以后形成髓鞘。那么,髓鞘还要维持,维持过程里是不是和转录因子有关系?

邱猛生:

我先回答第二个问题,关于转录因子跟髓鞘维持的关系。因为对这个关系现在大家研究得也不多,但是我们知道转入因子在髓鞘形成以后

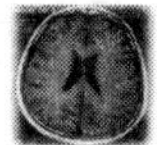

来继续表达,为什么还继续表达呢？这可能就是说跟髓鞘的维持有一定的关系,但是什么样的关系呢？我们也搞不清楚,这也是为什么我想做这些不同条件剔除基因研究的原因,把他们一个一个地敲掉,看它对髓鞘结构和分子成分,特别是髓鞘蛋白的变化,来确定他们在髓鞘维持之间的关系。还不知道答案,但是我觉得可能很有关系,而且绝对在这方面做了,而且做了一些不同的基因敲除老鼠。

您的第一个问题是关于结构蛋白是吧？

童坦君:

就是髓鞘里面有没有细胞器？哪些细胞器？

邱猛生:

好像两个膜之间有很薄的细胞质(我对髓鞘结构也不是特别了解),我觉得好像髓鞘里面没有染色体,因为它没有那么大的空间,主要在包体里面,但是髓鞘里面没有一个包体的,很多能量输送都是通过很薄的细胞质传递下来的。

童坦君:

胞体没有细胞器？

邱猛生:

对,没有,因为细胞壁很薄的,细胞体容不下的,贴得很紧的。

童坦君:

靠细胞质输送是吧？输送进来，自身不能维持？

邱猛生:

自身不能维持。再就是少突细胞体工作量很大的，要维持髓鞘稳定的话，特别是50个髓鞘，对于那么小的细胞体工作量特别大。

陈　军:

除了nectin之外，还有其他什么，它们是一个家族的，肯定有很多其他的；现在已经报道的有多少种？

邱猛生:

有很多细胞黏附分子在细胞里面有表达，但是把它们敲掉以后，结构变化是很细微的，不那么明显；但是敲掉NECL1和NECL4，结果也不那么明显。体外敲掉NECL1和NECL4变化明显，但是在体内并没有变化明显，去掉一个，会有另外一个取代它的功能，所以细胞轴突之间有很多相互作用的分子来决定。这也是为什么到现在还没有找到一个若把它去掉，能够彻底把髓鞘拿掉的；但是周边髓鞘形成的时候，这种分子如果能找到，比如用R(英文)，把它去掉之后，髓鞘基本上不产生了。但是中枢细胞髓鞘和周边细胞髓鞘在我看来很不一样，比如说发育的调控就完全不一样。在中枢神经系统髓鞘形成细胞表达那些不同的条件分子，基本上在外面都不表达，除了一个表格，就是Sox10，这可能是因为Sox10直接调节膜蛋白，这是唯一一个知道的；然后很多能够控制周边髓鞘形

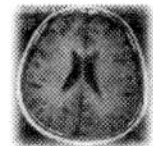

成的蛋白，就是我刚才说的nectin把它敲掉，对中枢系统影响都不大的；中枢系统影响的结果也不一样，因为周边是Sox10形成的，它是一对一的关系，形成髓鞘的时候好像是轴突绕着神经细胞转；而中枢系统是不可能围绕一个细胞转的，如果绕着这个转就不能绕着那个转。但是最后得到的结果是一样的，不同的进化途径得到一样的结果。

陈　军：

在发育上，随着轴突的生长，形成的髓鞘是一段一段的；那么它是一个轴突是负责一段呢？一截呢？还是有多个截？

邱猛生：

我的印象是一个轴突就负责一截。

鲁　青：

我们做了一个转基因小鼠，在体内可以看到它怎么样变化，但是现在还是一个秘密，是一个比较重大的发现。我们发现它这个是有一定规律的，在老鼠身上和体外发现是一样的，就是用绿色荧光蛋白。

肖　波：

在我的印象当中，一个少突胶质细胞形成30～50个髓鞘，但是一个少突胶质细胞是在同一个轴突上可以有不同的片段。

鲁　青:

是可以的。我们可以看到确实它可以形成多个片段。

邱猛生:

可以在同一个轴突里面可以形成多个片段。

肖　波:

我想再问一下,OPC在发育过程中是很短的话,几乎是同时形成这些髓鞘的,我不知道这里面是不是跟这个OPC相关?

鲁　青:

我不是特别清楚您的问题,您说是同时的?

肖　波:

比如说一个少突胶质细胞可以形成30~50个,假如说10个片段,几乎是同时形成的。

鲁　青:

你可以看到它会增加,最早的时候比如说有10个,到晚期会增加的。

肖　波:

这跟体外实验是一样的?

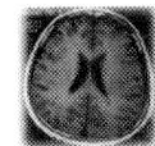

鲁　青：

体外实验等的时间不长。

肖　波：

OPC 等到三四个星期后，有可能看到少突胶质细胞有可能形成髓鞘，只是在一个很短的时间内一下子完成了，不会再增加了。

鲁　青：

对，在体外的条件可能跟体内差别是很大的。我觉得你刚才讲得很好，你说有一个转录因子可以在早期促进髓鞘的形成和分化，晚期的时候就变成异质了，它的调控是怎么样的？

邱猛生：

早期为什么不抑制髓鞘蛋白的形成，而在晚期抑制。一个蛋白质可能在不同的时期有不同的功能，取决于细胞里面其他相互作用蛋白，它的功能有时候是它周边相互作用的蛋白决定的。但是我们现在是这样想的，早期的时候，它促进轴突细胞的分化是通过抑制其他的抑制分子。一旦它往分化的路上走，合成髓鞘蛋白的时候，它的表达马上就下降了，这就是为什么我说 nkx2.2 早期的时候表达，后来又不表达，但是后来形成髓鞘之后又开始表达，那个不表达的期间，就大量形成髓鞘和髓鞘蛋白，因为那个时候要再表达 nkx2.2，就抑制了髓鞘蛋白的表达，所以还是有一定道理的。

陈晓轩:

您是世界上顶尖的做髓鞘科学的专家。国际上髓鞘科学研究大概的主要历史,发展的阶段,进展性的阶段是什么样的情况?现在国际上髓鞘科学是一个热点,国际上对它的重视程度是怎么样的呢?

邱猛生:

早年对髓鞘研究不是很多,主要是集中在形态、成分方面的研究;最近十年尤其是鲁青发现 OL1 和 OL2 以后,对分子调控机制的研究现在特别热门,因为髓鞘跟脊髓损伤、脱髓鞘疾病和老年痴呆都密切相关,所以现在国际上还没有提出髓鞘科学,但是对这个领域支持力度是越来越大。在美国,不只是 NIH 支持很多髓鞘形成研究的基金,它还有很多专门支持髓鞘研究的私人基金机构,比如美国最有名的“全国多发硬化研究机构”,每年资助这方面的钱是几百万美元,像鲁青和我几乎从来没有断过这方面的资助,每年也有十几万美元。包括加拿大的、国际上的都有资助,还有其他的髓鞘机构也都给的支持力度非常大。最近美国能源部专门拿出一笔资金来支持髓鞘研究,相当于“973”立项,每年都有很多。

崔德华:

很多疾病与髓鞘相关,美国、欧洲、日本等国对此研究都很多。欧洲、日本都有专门医生和患者参与的脱髓鞘疾病协会,据我了解中国尚没有。

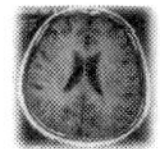

邱猛生：

我所在的美国州政府每年都拿出一部分钱研究脊髓损伤，我2010年也有一个。

陈　军：

我还有一个粗浅的问题，就是外轴神经跟中枢神经有很大的不同，最终的结点可能还在髓鞘这一块，如果把髓鞘调控的东西全部搞清楚，可能还会涉及神经损伤和修复的问题，恐怕也是值得关注的一个问题。

邱猛生：

在我所在州的大学里有一个脊髓损伤中心，我跟他们聊，他们就说脊髓损伤如果是轻微损伤，首先导致死亡的细胞是髓鞘细胞，因为它对周围环境非常敏感，代谢方面都非常高，很容易死亡。轻微的脊髓损伤会导致髓鞘死亡，导致神经轴突，然后就凋亡。现在脊髓损伤研究里面很多人也在研究脱髓鞘。

樊东升：

从临床来说，真的要是脑细胞堵了，脑梗死了，这是很晚期的。早期由于缺氧缺血，这个时候人可能没有什么症状；但是老年人做核磁的时候会告诉他说白质脱髓鞘。现在我们临床里面有一个轻质功能下降的概念，会造成老年痴呆。我也非常同意在很早期的时候，髓鞘对环境的变化可能非常敏感。

陈　军：

实际上相关蛋白，我们往年龄上看髓鞘蛋白原因组化的分布，MPB（myelin basic protein）、MPP（peripheral myelin prothein）等，发现髓鞘蛋白的脱落是非常早的。我可以给大家看一下这个图（图略）。我们现在看的年龄还不是太密，一个月的基本上接近成熟，另外是5个月、18个月。我们是做全脑扫描，这一张图片是用显微镜扫出来的，这是MVG的分布，县偏执体、外囊、扣袋，另外海马伞、脊髓白质周围一个月的时候都是非常密集的。看一个五个月的图，有一些地方全部都是脱落的，很吃惊的，这个东西怎么突然之间没了，而且出现得很早，不是到七八十岁开始。五个月的年龄相当于人的三四十岁，可能又出现症状了，实际上人过了40岁以后，很多功能都在衰退。这个东西到底是为什么？大家都认为是外轴一些器官的功能衰退。我的想法是，是不是神经系统里面已经出现了这个问题，脑子已经出现了这些问题。为什么会出现这些问题呢？

邱猛生：

中年的时候，临床里面发现髓鞘不同的结构，而且他们发现最晚形成的分化的髓鞘细胞很多会率先凋亡。

陈　军：

我们在怀疑是不是进入脑脊液里面去了，这样的话我们就可以检测了。我们现在正在做这种事情，很早的时候就出现过这种问题，老的时候轴突都变黑了，非常严重的，脱髓鞘发生得特别早，大白鼠一般是四五

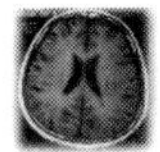

个月就出现这个问题。这个问题我们找到了，是哪些蛋白脱落；今天你讲了，我们就坚信这样一个看法，可能那些东西在发生变化。就像铆钉在膜上，如果分子出现问题，这些蛋白也会出现问题。这次我们坚信，在临床这一块可能会非常容易查到东西。因为我们注意到老年性痴呆的病人有在外轴发现的，纳克是很小的；下一步我们委托公司做，另外临床到人身上。

脱髓鞘的临床研究新进展

◎郭　力

刚才的报告都从髓鞘研究的基础方面给我们做了很深刻的讲述，我的收获非常大。我是临床医生，跟李春岩院士一样，是临床医生，主要是做神经系统疾病这方面的，主要的工作还是临床，为病人看病，但是对这方面感兴趣。

我们的感觉，人类一生中的疾病从小到大都跟髓鞘的关系非常密切。通俗一点说，从孩子在母体里尚未出生或者说刚刚出生，这个前后就可以有髓鞘方面损害的发生，比如说母体内、子宫内缺氧的状态，因为各种原因导致胎盘缺氧的问题；还有跟基因相关的一些疾病也是髓鞘发育的问题。即使髓鞘在早期能够完全的形成，出生后以至一生当中，有许多许多的因素都可以导致髓鞘的继发损害，一个是髓鞘的生成有损害；另外一个是髓鞘形成之后受外界各种因素的影响导致的变化，这都可能导致后天的疾病。后天的因素更多一些，外界物理的因素、化学的因素、生物的因素，很多很多方面。

从物理因素方面来说，如果发现一个人脑部局灶性有一个小的肿瘤，若适合放射，我们会用放射射线进行治疗。这个时候他最敏感的部分还是神经纤维上的髓鞘，一些由于照射以后接受的放射线过量，导致脑部的髓鞘损伤更为严重，从脑的影像以及核磁共振方面已经清楚的显

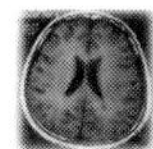

示这些问题。从化学因素方面来说,刚才几位专家也都说过了,包括海洛因相关的一些脑病,也是跟白质脱髓鞘有关。从生物方面的因素来说更多,除了直接的毒性作用之外,更多的生物因素是引起机体一些直接的反应,我们的兴趣点主要是免疫引起的髓鞘损伤这方面。像中枢有,中枢神经系统也有,周围神经系统也有,也就是说不同的免疫发生,它可以选择性的损害中枢系统的髓鞘,而另外一些可能是主要损害周围神经系统,这在分子水平上有很大的差别,因为免疫的靶子不一样。

具有代表性的,在中枢神经系统里面,大家挂在嘴边的就是多发性硬化,跟它相关的有视神经脊髓炎,同心圆性硬化,机性播散性脑脊髓炎。周围神经系统里面比较有代表性的就是周围性脱髓鞘疾病(GBS),这实际上已发现,是免疫攻击造成的脱髓鞘的神经系统疾病。

我们临床医生的感觉,最近这些年来,中枢神经系统以多发硬化为代表的中枢神经系统疾病越来越多了,也许跟诊断水平有关系。我是1984 年开始做医生的,我感觉,这 20 多年中,多发性硬化发病率提高很多,一个可能是过去诊断水平的关系,另外一个可能是周围环境的变化导致绝对发病率的升高。这些应该引起各位科学家的注意,因为临床毕竟有很大的局限性,我们只是应用各位科学家研究的结果为临床病人服务,所以这方面的研究不如各位科学家研究得那么深。

在中枢神经系统方面,在 20 年前或者说 10 年以前,一直都是有很大争论的,关于多发性化学脊髓炎是一种还是两种？因为这两种病都是脱髓鞘病变,但是它发生的部位有区别,多发硬化主要是大脑的白质髓鞘这部分,它也可以侵犯视神经的髓鞘;但是视神经脊髓炎主要是发生在视神经白质的髓鞘上。随着研究的深入可以发现,它特殊自身抗体在两者之间是有区别的。这个发现以后,大家陆陆续续都倾向于它是两种不

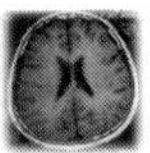

同的自身免疫性的疾病,因为它针对髓鞘或者细胞膜上的抗体是不同的。在神经脊髓炎上,目前研究的就是一种抗体,神经脊髓炎的大部分患者都有这种抗体出现,这种抗体导致了中枢神经系统特殊部位蛋白4出现问题,这个蛋白出现问题以后,出现细胞的代谢,首先影响的还是髓鞘。

这是一位病人核磁共振的片子(图略),我们可以看到颈部的脊髓上有很明确的异常信号,这就是一个视神经脊髓炎的病人给我们留下的神经影像。这些地方实际上都是白质的脱髓鞘病变以及炎症的侵犯,当然里面存在细胞与细胞间质的水肿,影像上可以看到这样的表现,这给病人带来的损害是非常严重的。它所侵害到的部位神经功能会缺失,要么就是视力障碍,一天或者是十几个小时之内眼睛突然看不到东西了,给病人造成极大的恐慌和担忧,一个正常人的视力突然变成盲人。再有脊髓上的病变会出现损害以下平面基本瘫痪,一个普通的工人甚至可能正在做体力活,现在突然卧床不起,不能动了,这给病人带来的心理冲击也是非常大的。再有,它的恢复是比较缓慢的,因为神经髓鞘的恢复是非常缓慢的过程,这给病人家庭、社会带来的问题是非常大的。

这是一个年轻护士头部的核磁共振影像表现(图略),这位病人患的是多发硬化症,这是比较严重的一个病例。使得她的思维、整体的神经功能、智力都是下降的,大片的白质都受到了影响,神经作为网络化的调节不可能达到原有的调节,所以这个护士就完全丧失了生活和工作的能力。

像这位病人是一种常染色体显性遗传性疾病,他的脑白质从年轻的时候就出现越发的变化,到四五十岁的时候就基本上达到痴呆的水平;除了一般的白质损害还有两个疟疾的损害。人类的一生都有髓鞘疾病

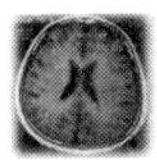

的发生。我们这个团队所研究的主要的还不是中枢神经系统,中枢神经系统的多样性并发硬化我们也作了相关的研究,这里就不汇报了。比较大的进展就是对周围神经系统疾病的研究,这种疾病主要损害的是周围神经,周围神经的神经纤维相当于中枢神经系统的白质,由神经元的包体发出来的长长的轴突,大概人体当中最长的细胞就是坐骨神经细胞,从腰部发出来的神经纤维一直穿到脚的末端,如果个子高,这一根神经就是一米左右,人身体里没有任何一个细胞会有这么长的长度。在这么长的神经纤维里面中间是神经的细胞膜,里面叫作轴突,外面就是刚才各位科学家所介绍的髓鞘,外轴神经的髓鞘就是由细胞一节一节包裹的,外面看起来像竹子。在一节形成的髓鞘和另一节之间有一个节间体,这个地方的轴突是裸露一点点的,正因为裸露,才能形成神经传导的功能。因为神经的本身是细胞膜,细胞膜是绝缘的,当神经传导的时候,由于神经所处的周围体液是电解质,神经的兴奋就是从一个节兴奋以后跳跃到第二个节,而中间是由绝缘的髓鞘包围的,所以传导快就是因为跳跃式的传导。有髓纤维的传导是跳跃式的传导,60米/秒;而无髓纤维的传导是爬行式的传导,是非常慢的,10米/秒。当髓鞘脱失以后,有的时候甚至完全不能传导。

如果出现这种病症,早期四肢是软弱的,到晚期肌肉完全瘫痪,没有呼吸的能力了。如果不加以医疗的处置,病人会憋死,病人也是很痛苦的,自己脑子很清楚,但是就是喘不了气。所以,这个时候我们不仅要治疗它原发病,还要让他能够呼吸。所以,各位科学家研究的内容非常重要,髓鞘修复的调节对我们临床来说是非常期望的,想了解如何能够帮助神经修复,达到它原有的功能。

在格林巴利的研究方面可以发现一些免疫的技巧,一个完整的神经纤维有一个很好的髓鞘，很厚的髓鞘，有一个正常的轴索，但是在疾病早期，我们可以发现一个被激活的巨噬细胞已经包绕了所有的整体的神经纤维，它要做什么呢？就是受到了免疫分子的一些诱导，激活的巨噬细胞伸出尾足，包裹了髓鞘，它要吞了髓鞘，这就是格林巴利代表性的表现，也就是说髓鞘的破坏是由于免疫细胞的影响。在我们研究的时候，发现在我们中国，格林巴利的病人有不同于以往研究的一些现象。对脱髓鞘病变，做神经传导速度测试的时候，它的传导速度应该是慢的，可是相当一部分病人并不慢，但是它的波幅是下降的。这就反映了一个新的问题，这样的病人是由于一部分轴索完全不能传导，而不是脱髓鞘，这就引起我们极大的兴趣。经过一些病理和免疫方面的研究，发现它跟一些以前的病理变化是有所不同的，它的变化不是因髓鞘受到免疫的攻击，而是轴索自己中间的心首先坏掉，随后是髓鞘的变化。这就有一个先后关系的不同，从这方面去研究，经过了人的病理、动物试验，用了很多方法，最后发现一个新的现象，在临床表现相同的病人里面，有一种新的病理变化，就是原发性的一个神经轴索的损害，髓鞘是一种继发改变，就提出了急性运动轴索性神经病的概念，这在国际上得到公认，这些公认也写入了新版的教科书。

从神经纤维横断面上看，这一块是正常的髓鞘，而这一块基本上髓鞘都脱掉了（图略）。当然我们若要再换一个断面再看，也有可能这部分也有髓鞘了，因为它是截断性的脱髓鞘。我们可以看到这一块是完全脱掉的，这一块还有一些比较正常的纤维存在，这就是原来国际上认可的。而这次我们新的发现是，髓鞘还都存在的情况下，中间的轴突已经发生了坏死，这是轴索型的格林巴利。这个研究是国际合作项目，是跟美国一家医院的神经科共同做的，联合提出了这么一个新的格林巴利的亚

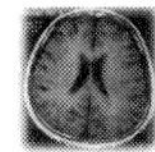

型,这是从病理的诊断角度来考虑的。也得到国际同行的广泛认可,这已经作为确定下来的格林巴利的类型。

与髓鞘外面包绕着大的细胞不同的是,在髓鞘完好的情况下,髓鞘里面已经出现了一个巨大不规则核的细胞,它伸出尾足吞噬轴索,这是一个激活的巨噬细胞,说明它受到免疫的诱导是不同的。经典的格林巴利是从外围吞食髓鞘,而这个跟髓鞘没有关系,它直接损害轴索,这跟我们刚才看到的这张图情况是一样的。所以,从病理机制上也发现了一些新的现象。

髓鞘相关疾病的临床影像学研究进展

◎何晖光

我介绍一下髓鞘相关疾病的临床影像学研究。首先是以特发性脱髓鞘视神经炎为例展开的一些工作,它是临床最常见的髓鞘疾病,西方国家报道发病率一般为1/10万~115/10万,也就是说1000万个人中有一个人发病。我们所做的工作,就是通过多模态影像的技术对它进行研究,然后揭示神经髓鞘再生和神经膜细胞增殖导致轴突丧失过程的影像学标记,同时了解脱髓鞘视神经炎如何影响初级视觉皮层,并和其他的视觉区域之间的功能连接,进而开展对老皮层可塑性机制的研究。

各位专家都是从分子生物学细胞的角度研究,而我主要是从影像学的角度,一般包括有MRI的脑结构分析,比较正常的和视神经炎之间脑神经和白质发生什么变化;另外一个就是借助现在新的成像方式,弥散张量分析,把脑白质纤维跟踪出来,对它进行定量的分析,还包括脑功能激活区以及网络的分析,然后加上这些多模式影态和临床参数进行综合的分析。

弥散张量的成像原理是,根据水分子的扩散规律,水分子在脑脊液里面是同向的弥散,有髓鞘的时候,它是沿着髓鞘的方向扩散得比较快;但是由于髓鞘把它挡住了,它的横向的扩散就比较慢,基于这个原理,我们通过核磁能够把神经纤维跟踪出来、提取出来。然后通过一些数学的

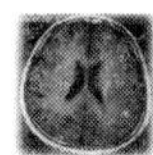

方法把它沿各个方向扩散的频率、扩散的速度，也就是平均扩散率和各项分数计算出来。通过弥散张量方法，可以把神经纤维脑白质呈现出来，就能看出和肿瘤之间的关系，便于医生规划做手术。

我们和同仁医院合作，找到一些视神经炎患者的例子，共30多例，病程有小于一年的，有多于一年的，有单眼发病的，还有双眼发病的等，有急性期和慢性期，我们把相关的因素都测量出来，进行影像学上的统计分析。

我们对视神经的地方，弥散扩散张量成像扫描参数选取。因为扩散张量成像能很好地把视神经的走行显示出来，我们就想研究这方面的影像学特征，把这地方的区域定出来，然后把相关的一些扩散张量MDFA一些值测算出来，进行统计学的分析。

另外一方面，我们还进行了适度重建的工作，我们的一个主要想法是能够把整个视觉冲动整块呈现出来，如果哪一个地方发生损害，我们就能够在结构上进行定位，知道究竟是视神经上，还是视觉皮层上。我们能够得到异常变化跟视功能的关系。我们还会结合一些皮层厚度的问题，因为神经元的多少和皮层的厚度也是有联系的，而且皮层厚度和疾病、大脑的发育都有一些显著性的影响。我们通过医学图像处理数据的手段和方法，能够把这些皮层厚度求出来，然后影射到大脑皮层上，看到各个区域之间究竟是发生了什么变化，这样我们就可以利用这些结果根据不同年龄疾病群体进行回归分析，从而能够辅助临床的诊断。

我们还通过功能成像的方式，通过视觉皮层拓扑影射，对结构和功能一起分析，能够判断激活区的幅度以及响应时间等。我们得到一些初步的结果，发现首次IDON（特发性脱髓鞘性视神经炎）患者视神经的DTI因为髓鞘发生了变化，横向扩散得快了，它不是沿着一个方向扩散，而是沿着各个方向扩散,所以各项指标有小了,这也是跟临床的结果一致的。

另外,我们对患者的不同阶段进行比较,发现扩散张量的指标与发病程度有相关性。弥散张量可以敏感地检测到患者视神经和矢辐射。我们通过不同程度的分组,表明DTI指标能够改变不同时期组织的病理改变特点及其受累的严重程度。这方面的一些工作获得了国家科技进步奖二等奖。

我们还需要研究的一些问题:①脱髓鞘疾病脑白质结构发生怎样的变化,以及该结构变化与病程间的相关性如何;②脑白质结构的变化与功能变化之间的关系;③大脑功能连接的角度上,研究脱髓鞘疾病对脑功能所造成的损害。上午陈老师还提到人的聪明程度和连接的关系,有人在做这方面的工作,通过大脑的连接效率,通过一个小世界网络去连接这个东西,和IQ进行比较,发现确实正常人连接得比较好,而ID病人或者说精神分裂症病人的连接关系存在一些缺失。我们想从结构方面研究脱髓鞘对脑功能的损害,这些项目还在研究当中。

主题三　髓鞘稳态与研究模型

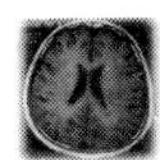

髓鞘基因动物模型

◎肖　波

首先要感谢主持人给我这样一个机会跟大家交流我们的工作，同时也邀请各位专家、学者、同学到成都进行交流，特别欢迎在座的同学报考我们四川大学的研究生。

我的实验室主要是利用小鼠遗传学手段，结合分子生物学，细胞生物学进行研究。在髓鞘当中涉及比较复杂的细胞与细胞之间的相互作用。除了今天上午跟大家讨论的，除了细胞与细胞之间的相互作用以外，同时还涉及与神经细胞之间的相互作用。我给大家举一个例子，早在20世纪80年代就认识到神经细胞可以调节髓鞘化，它的分子机制一直不是很清楚，有一些文献表明，神经细胞可以通过分泌一些因子来调节和表达髓鞘。直到最近，发现在神经细胞里面敲除一个转入因子，会引起比较严重的的分化缺陷，从而导致髓鞘型的障碍。

当然，关于Astrocytes（星型胶质细胞）在很久以前就意识到它在髓鞘形成过程中的作用。今天上午提到一个疾病，它的缺陷就是在细胞当中GFAP（Glial Fibrillary Acidic Portein）用得比较多的，这说明Astrocytes在过程中有重要的作用。20世纪90年代初期的时候，发现Astrocytes可以在轴突跟髓鞘之间黏附的过程中起比较重要的作用。最近，有研究人员发明了一个比较好的体系，在Astrocytes存在的情况下，这个体系里面会提前几天髓鞘开始形成。而且有 Astrocytes 的情况下,髓鞘要厚一些。

另外一个工作也提示可能 Astrocytes 在神经细胞调节的过程当中起作用。在这之前,很多研究都提示,神经活动可以调节髓鞘的形成,当然一方面有可能是通过神经细胞释放一些因子,可以通过 OPC 分化发育成为少突胶质细胞。

以上的这些工作充分说明,在髓鞘形成的过程当中,它们之间存在比较复杂的相互作用。有很多重大的科学问题是没有完全回答的。比如说少突胶质细胞发生及其分子机理仍然不是很清楚的。当然,这个过程中是否也存在着神经系统的调节作用呢?现在还没有进一步的认识。

关于如何从 OPC 发育成为少突胶质细胞,Astrocytes 这个阶段当中一些转入因子调控,邱教授报告当中提到一个很重要的方面。同时,关于髓鞘的再生和分子机理,特别是髓鞘形成的过程中的研究,现在还是很缺乏的。

研究这些问题离不开动物模型,现在已经有些研究,包括鲁青教授的实验室也利用斑马鱼作为一个模型来研究到底哪些分子是影响髓鞘的形成。髓鞘化这个过程离不开髓鞘基因,研究细胞与细胞之间的相互作用。我们在神经系统主要是 Syn-cre(Syn-cAMP responsive element)和 CamKII-cre(Calcium/calmodulin protein kinase II-cre);前者比较早一些,后者是比较晚一些的表达,他们可以建立在胚胎期或者说出生后期的小鼠中。

我今天主要跟大家介绍一个全新的基因,它在中枢系统当中的作用。首先我们敲除小鼠,在整个大脑细胞里面敲除以后,首先看小鼠的个体发育是不是受到明显的影响,大脑体积和重量大概是有 10% 稍微多一点的减少。

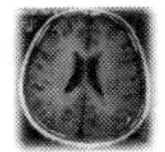

我们做了 CNP cre 以后，检测一些髓鞘的指标，发现在四个星期的时候，在 CNP cre 的调整里面也有严重的髓鞘缺陷，所以这个模型特别适合进一步研究，是不是在髓鞘的形成过程中、维持的过程中，以及晚期的髓鞘过程中起作用？

脑老化为什么出现轴突泄漏

◎戴甲培

我之前在国外工作,后来回来到中南民族大学工作。我主要介绍一下自己在过去的三年以及早期的工作。

前面的专家已经介绍了,我们为什么会做这样的工作。这是脑白质的损伤的主题。肖波说了,美国有一位专家的综述,就说白质病现在是越来越受重视了,因为这种脑白质的损伤和很多疾病有关系,比如说遗传性的、自身免疫的、代谢性的、精神性的。我过去几年之间主要是研究跟衰老和老年相关的疾病,我们特别注重老年痴呆的研究,当然我们的研究跟传统的有一点不一样。脑白质的改变导致功能结构性的转变,通过我们的研究对诊断、治疗有没有什么帮助?这个领域最近十几年的发展确实是很快的,特别是临床方面也是非常热门的一个主题。我们研究脑白质离不开神经元,当然也离不开这两个细胞,还有因子。放在显微镜下放大以后,损伤的轴突和髓鞘与分子的关系是非常密切的,我们怎么样研究这么一个网络系统,能够对神经疾病及其机制有好的认识?

我介绍一下自己之前做的一些工作,还是有点意思的,我们主要注重的是神经元的代谢前。我们做神经疾病,特别强调 Astrocytes。已经主要是神经元包体或者是其他的部分,对 Astrocytes 不是很重视。2002 年的时候,发了一篇简单的文章,发表后还引起了一些关注,特别是2004 年

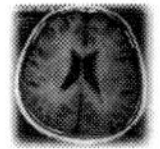

美国开了一个关于老年痴呆的现场会，我们发现轴突转移有障碍。2005年以后有一个美国的科学家提出轴突背面早期的一个改变，比传统的改变要早。上午王教授提到这个问题，到底谁是鸡谁是蛋，这个问题说不清楚，但是它是最早的，这就引起很多的注意。

我们的工作主要是做什么呢？主要是人脑库，就是拿人来做，损耗的组织做一些结构功能，功能方面很难做。我们发明了一个技术，能够使人在死亡之后七八个小时让神经细胞复苏，复苏之后能有一些功能，就是轴突转运。所以，我根据以前的经验回国之后做这样的工作。2005年作为一个项目启动，2009年我们总共收集了1000多个人脑。做这个工作以后，我们跟武汉的红十字会启动这个计划。

中国必须启动人脑计划，我们这个计划2010年启动了，卫生部已经从2010年开始在全国三个城市开启这项工作，法律依据都很成熟。我们要把它做大做强，当然工作要很好地开展离不开经济的资助，我们想各个方面的办法完成这项工作。

接下来我讲一下我以前做的一些工作的发现。比如说老年痴呆传统的病理标志主要有两个，从1907年老年痴呆病理改革以来，一直都是研究这两个方面。但是具体到治疗，很多是解释不清楚的，也没有什么办法可以治疗，当然下面可以再想别的办法，比如说轴突病变。它的表现，一个是轴突的肿胀，还有一个是膨体的肿胀。我们有这样一个疑问，轴突病变到底是一个独立的病变，还是和以前的传统病变它们之间有一个什么关系？这是我们要回答的一个关键性的问题，如果是一样的，可能就没有太大的意义，我们就接下来做的就是这样一个工作。

这个工作的一部分是在国外完成的。我们发现，人脑前面有一个轴突病变，有一个肿胀，比传统的大20倍。我们用试种技术，打了试种以后,它转运,它会是一个增长的大脑,这是老年的,有一点点的改变,这边是比较正常的(图略);它跑到轴突外面来了,当时我们不知道是怎么一回事。后来我们一看肯定是轴突和髓鞘损伤,也就是说“破了”。我们就把给这个机制起了一个名字叫作“轴突泄漏”;后来我们用电击做出同样的结果,发现了同样的现象。

那么,这个轴突有什么意义呢?我们就进一步研究这些问题。我们知道,AD 与很多的危险因子有关。那么,跟 AD 有关的危险因子是不是影响、导致这样的轴突病变呢?我们就研究衰老、基因突变以及脑血栓、糖尿病等。轴突病变跟传统的病理改变到底是什么关系,谁早谁晚?一个轴突损伤能够导致轴突的临时化改变,是一个比较早期的或者说比较先的改变。同时我们也发现,很多地方有轴突是很正常的,我们认为它可能就不是我们所认为的很重要的改变。

接下来我们要做的是,在老年的过程中,慢性氧化应急会产生影响,到底产生什么样的影响呢?一只正常的老鼠,3 个月的时候髓鞘轴突,外面的髓鞘是比较正常的;但在 6 个月以后就有所改变;到了 24 个月以后,又有一定的改变,也比较明显。应该说有了应急处理之后,这个改变就比较就明显了。很有意思的是,老鼠身上不会出现斑块的,这就提示这样一个轴突一样的改变是一个很早期的变异标志。我们就回答了到底谁先谁后的问题。

同时,在转基因的老鼠中,我们看看基因的改变跟它有什么样的关系。我们得出一个结论,这样一个基因导致 AD 的小鼠模型比正常的老鼠病变得还早,通常 3 个月看不到改变,但是 3 个月就改变了,6 个月就很严重了;另外,我们只需要看到轴突一样的改变,它这种改变就像斑块一样,有一像轴突、外面的髓鞘,它们自己可以放到外面来,这真的是我

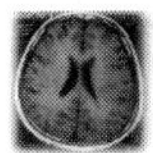

们人的一些发现。同时,我们也研究这些斑块,因为这些动物模型是容易产生斑块的,那么,这些斑块跟轴突病变到底是什么样的关系?我们发现,轴突病变是在斑块产生之前。

通过我们的观察,初步得出这样一个结论:轴突病变与传统的斑块和神经有很大的关系,并且轻度的轴突可能与此有关,但是不会导致斑块的产生。只有比较严重的时候,才能建立这样的斑块。那么,我们就初步建立了提示,可能通过这样一个机制取得了进展。在早期我们提出一个假说,通过实验初步回答了这样两个问题,轴突是一个发生在早期的过程,它的改变可以导致其他一些系列性的变化。

我简单地讲一下为什么会轴突病变。轴突病变导致病理改变。比如一个髓鞘,再加上轴突,病变以后,钙离子进来了,导致一系列的变化。为什么形成斑块?我们认为这个斑块是露出来的,通过ATP露出来的斑块,而不是通过传统的一些机制;同时我们尝试解释,为什么我们轴突会发生肿胀?可能露出来以后,就像交通一样,假设被堵塞了,还有很多的车往这儿来,那么就拥挤了,可能就会挤得很大。

怎么样利用这些研究成果基础治疗AD呢?我们认为治疗的方法不是单一的,可能要多靶点的来治疗。比如说,少突胶质细胞是引起髓鞘的很重要的方面,假如这个地方受影响了,也不行;然后还有一些自由基,它会再会损伤髓鞘细胞膜,也会导致轴突病变。所以,要治疗或者预防AD,肯定要通过多靶点,而不是单一的靶点,我们设想今后要做。

接下来牵涉另外一个主题,涉及我们跟在座专家的合作,这里我讲一个生物光子和信息编码的问题,这也是我回国以后做的比较意外的一个工作。大家知道,神经传导就是两类:电传导和化学传导。我们最近发现这样一个现象,通过这样一个设计(图略),光刺激以后,我们能看到光子流在这里流动，因为时间关系不再仔细、深入地讲了。这个工作我们在欧洲的一本期刊上作为封面文章发表了，我们觉得这个工作有一些意义，意义在什么地方呢？当时这个文章发了，主编要求我们写一个导论，我的同事开始写，到底是光还是电，主导神经元的信号处理和通讯，我们胆子比较大地写了导论，用的语言也很大胆，通过信息技术，挑战传统的一些工作，写得比较激进一点，作为大家的一个讨论。

后来有人说，那这是什么样的机制呢？以前都是电缆通信，现在都是光纤通信，光线通信比起电缆通信，一个是传输效率高，还有一个是干扰少，因为互不干扰，一个利用红光，一个利用红外。那么，神经系统是不是有这样的机制？我们的文章发表以后，很快跟欧洲一起合作，发了一些文章。在认知方面，光子可能有它的这样一个机制，在做研究的过程中，我们假设传导是通过蛋白、蛋白质建立相互作用。很多时候我们是不知道它的功能的，它跟离子通道没有什么关系，跟有的机制也是没有关系的。不知道老年痴呆跟这些功能是什么关系，这些蛋白是不是与此有关系呢？这就是我们的一些猜测。其实，关于蛋白与蛋白之间的传导，这方面的工作也是有的，在早期的诺贝尔奖获得者中有关于蛋白的研究，它的发光，发出的是绿色的，但是实际上一照，当时日本学者提出说它发的不是绿色，而是蓝色，为什么发绿色的？就是因为蛋白通过光子能量的转化，再加上钙离子刺激，然后发出绿色的光，实际上它们蛋白之间是有交流的。

我们想通过这个方式看看它是不是在这里起作用。我们用一个很小的光纤，刺激一个细胞、刺激一个老的区域，发现对侧的光子反应很强，不是发生在同侧，当然我们在进一步地研究这种现象。那么，光子是不是在神经回路里面进行传导呢？这也是我们需要进一步解决的问题。

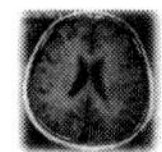

我们想跟其他一些研究人员，比我们基础更好的，请教一些问题，包括髓鞘的稳态、稳态条件、形态结构和功能的改变。上午了解到许多教授有很好的模型，不知道有没有与轴突病变、神经的传导有改变的这样一些模型。我们做这项工作是要建立一个系统、生物光子呈现系统，这个系统应该是我们第一个在做的，还没有发。为什么生物光子一直没有发现原因，就是因为它的技术还特弱，生物光子特弱，检测不出来的，有一个 EMCCD(Electron-Multiplying CCD)能够检测，但是还比不上我们之前的一个检测方法。但是通过我们的反复试验，我们能够检测到后成像，将来结合在一块能够做很多工作。

海马网络空间认知数学模型

◎武志华

非常高兴有这么一个机会跟各位科学家学习、讨论,甚至合作,因为我的专业是数学科学,能参加这个讨论会也是因为我对胶质细胞特别感兴趣。虽然我现在做的工作都是神经系统的网络模型,没有涉及任何胶质细胞和髓鞘,但是我特别希望合作,渴望向各位老师讨论、学习、请教。

下面报告一下我以前做过的一些跟空间认知相关的工作,我希望以后如果能在以下方面合作:在这种参与空间认知的内嗅皮层海马神经网络里面加入髓鞘或者说其他胶质细胞,它们脱落、变性,或者说失稳引起的网络神经回路的改变,进而看它怎么样影响空间认知。

先介绍一下参与空间认知的神经回路,下面简单介绍一下我自己以前在这方面的工作,然后看一下能够将来跟胶质细胞结合能做什么。哺乳动物,具体的说,大鼠参与空间认知的脑区以前认为主要是海马 CA1 区和 CA3 区齿状回等;20 世纪 70 年代发现海马里面有位置细胞,在最近几年发现海马的入口内嗅皮层有很多跟空间认知相关的,叫栅格细胞,这两种细胞怎么样参与空间认知呢?我简单介绍一下。

比如说海马里面,几个脑区,这里面有很多细胞是对位置敏感的,比如说大鼠在空间探索、跑动的时候,进入一个小区域,这个小区域大概是 40 厘米,小一点的是 30、50 厘米,如果用电击来测,在活体里面它的海马

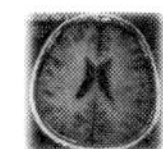

里插入一个电击列阵,同时可以记录几个神经元的活动。发现大鼠进入区域以后,这里面剧烈的发放,出了这个小区就不发放了。因为CA1区比较好测,所以大量的工作就集中在CA1区。把这些细胞叫做位置细胞。在海马里面,如果我们测试EEG(electroencephalo-graph),theta波非常的稳定;甚至在快速睡眠的时候都有这样不同的海波,这是测试到的脑电的信号。

这个图(图略)显示的就是刚才我讲的大鼠在空间跑动,它跑这样路线的时候,去寻找一些食物粒,比如说这个黄色的区域,这个区域里面有一个固体的位置叫做Place cell,不一定是一个了,也许是几个,都在这个地方发放。那么,大鼠进入红色区域的时候,另外的位置细胞发放,一个点代表一个动作变位,1971年就发现这个现象了,英国的科学家发现的,他发现之后,其他的实验室用电击的方法证明了位置细胞编码相当的稳定。1993年,发现这样的位置细胞的动作电位相对于海马里面背景的theta波有一个固定的时间关系,大家看,这个图(图略)显示了大鼠进入这个位置,从210~280厘米这个区域,place cell发放了上面这一块是动作定位,这是一串burst,相对于它的背景位相,一个位置细胞多次变动以后,它相对于背景位相有这样一个趋势,这个趋势是什么样?刚进去的时候它的位相接近330度,当它出来的时候,位相接近于零了,接近于2π的时段。

这个大鼠在这个区域,颜色编码是发放率,红色的最高可能是37赫兹。如果我把发放的波都记录下来,看一下海马里的情况。刚进入的时候很接近330度,平均是270度,接近位置中心的时候大概是这样,180度或者说290度,最后快出去的时候,平均的位相接近90度,这个叫作位相超前。这对海马是这样的,就是海马里面发现了很多位置细胞,这对于大鼠空间编码、空间记忆有很重要的意义。2005 年的时候，挪威的一个实验室发现海马的入口处内嗅皮层，有很多层，刚开始是浅层，发现有一些细胞，但是它们跟位置细胞不一样，发现这样一个现象以后，大家就认为以前空间认知是海马负责的，现在看到需要海马与其他部分一起工作才能完成这样的高级功能。

下面我举一下内嗅皮层里面这些空间怎么样发放和空间对应的关系。把大鼠放在 1 平方米的区域里面，里面随机放很多的食物和一些板，给大鼠一个固定的参照系，黑色的线是保证大鼠跑过的地方，红色的线代表大鼠到了这个区域就发放。这个试验主要是第二、第三层，其中有一些内嗅细胞在这个地方发放了。如果大鼠再跑到其他地方，同样是内嗅细胞，也在其他地方发放，不像位置细胞，一般在区域里面只有一个，同样的，这个细胞在几个区域都发放，这是 2007 年 *Science* 发表的一篇文章。

用颜色来标注发放率，蓝色的是不发放，红色是发放最多的。这个组到了 2005 年又把这个工作进一步深入。刚开始他们发现有几个，这几个空间位置分布也不太知道，这个试验里面，他们把空间 1 平方米过渡到半径是 1 米的圆形区域，让大鼠在里面跑动。从最后得到的图来看就很规则了，这个时候细胞发放，跑到其他的地方也发放，这些位置之间的距离有多大呢？一般是 39 ~ 73 厘米，如果我看它的单个（发放野）大小也跟位置系表差不多，这样的细胞我翻译成栅格细胞。经过一些相关的处理可以看得很清楚的，它们的发放在空间中排列成非常规矩的三角形，这些三角形可以在空间无限制的延伸，如果把发放扩大，空间也会跟着扩大，这是 2005 年 *Nature* 上发表的文章。

内嗅皮层也像海马一样，如果同时测量它的脑电也有 CTA 节律，跟

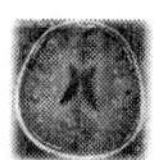

位置细胞一样。刚去的时候,它的位相大概是2π,出来的时候进行了上移。内嗅皮层和海马主要对空间的位置比较敏感,如果要能够感知空间的方向,对空间进行记忆什么的,一定还要有对方向敏感的细胞。20世纪80年代末期发现有很多对方向敏感的神经元,比如说,在海马里面的下脱这个位置,还有压厚皮层,丘脑的某个位置等地方都发现了神经元,也就是说大鼠在空间跑动的时候,如果头朝向某一个方向,这个神经元可能是最优发放,发放率最高。(空间认知有这样一些脑区去参与,有这样一些神经元去参与。)我们所做的相关工作给大家介绍一下,有这些对位置敏感的神经元,我们假设动物能够记住空间 place cell,或者说能记住空间位置,它是要靠 place cell 之间的凸处连接改变凸处的可塑性来完成的。就是说一串位置细胞,比如说大鼠跑过这个区域,它有一串能够 place cell 的位置野,每一个位置野对应的位置细胞和相邻的位置野对应的位置细胞,它们之间可能会发生 LTP(Long-Term Potentiation),LTD(Long-Term Depression),这条轨道它的记忆就编码在 place cell 上,突出在强度上,这是我们的一个工作假设。根据这个假设我们建立了一些模型,我在这个地方设立数学模型好像用处比较大,比较难解释,我只把想法给大家讲一下。比如说它有这样的位置野,那么它对应三个位置细胞,这个大鼠先进的红色的区域,第一个红色的位置细胞它发放,然后进到第二个,然后进到第三个。大家知道,神经元和神经元之间的凸处连接要发生 LTP 或者说 LTD 的话,必须满足一定的条件,即发放的脉冲之间的差必须要在100毫秒范围内,从神经学的角度研究 LTP、LTD 的已经很多了。

我们的假设,有对应的一群位置细胞,因为它们的脉冲的时间差满足了 LTP、LTD 这样的时间条件,所以能够发生可塑性,使得这一串位置野，让大鼠能够记忆位置细胞之间的凸处连接。

结论就是，如果这一串位置野能够被大鼠在一次跑动中学会，能够记忆，那么，学习力一定是输入依赖的。什么意思呢？位置野之间大还是小？如果大，学习力会随时调整，它里面的一些参数对应的就是突触可塑性要增大还是减少，增大值或减少的最小值都是可以实时调节的。

第二，大鼠在空间跑动的时候，它的速度可以有不同。大鼠空间记忆这样的工作，实验证明，它都是一次完成的，就是说它跑一次就能进入迷宫。速度怎么样调节？不同的速度怎么样能够让它一次完成？我们研究了速度依赖学习率的调节，学习里面有一个参数，调整学习快慢的，这个参数是老鼠速度依赖的。根据这个试验预测了，老鼠跑动速度跟位置有一定的关系。

下面第二个工作，文章发在2010年年初《生物控制》期刊上，我们做的是关于位置细胞的编码问题。刚才我给大家介绍了以后，我们知道位置细胞在空间跑动进入位置野以后，其实有两种编码，一种是发放率编码，刚进去的时候发放率很低，快到位置野中心的时候发放率达到最高，然后出去的时候发放率逐步减少，出去以后发放率就已经很低了，1赫兹左右。发放率刚劲性大小还是在中间。

每一个脉冲的时间相对于β有一个特别单调的规律，刚进去的时候接近2π，出去的时候就接近于零了，不像发放率，进去的时候越来越高，出去的时候越来越低；而这个一直是单调减少。这两种编码有什么关系呢？是相互独立的，还是互相不相干的？我这篇文章研究了这两种编码的关系，又构造了单个神经元模型，它的这两个部分并不是像以前一样不变的，而是依赖神经元的，这种依赖决定了这样一个编码。另外的机制决定了它的微小单调超前机制。这两种编码机制是互相独立的，不相

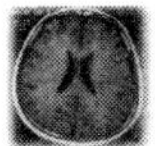

关的，数学方程过程我就不讲了。

2003年在*Nature*上的一篇文章，用电生理的方法测C1区位置细胞发放率和位像超前编码之间的关系，发现不管经过一次位置野发放率有多低，比如说有的时候老鼠跑动的速度比较低，不管它多高或者多低，它的时间编码，也就是位像超前的现象一直是存在的。我的试验一直这样证明，如果速度很低，最高发放率也很低，但是它仍然有这个现象。

还有，2005年他们利用一定的办法，在大鼠通过位置野的时候刺激海马联合那个地方，然后把海马里面的活动整个阻断掉，这时候250毫秒左右的时间里完全沉默，它的髓鞘结构也没有了。250毫秒以后，让海马的活动重新恢复，它的位像就被随机重置了，他们的实验结果发现，如果画位像和位置关系图，它仍然能够保持以前的趋势。

以上是我以前的一些工作，现在有这么一个好机会，如果能够跟各位实验生物学家合作，我就想在内嗅皮层、海马这个网络层面能够加入一些胶质细胞的影响，看一下胶质细胞或者说髓鞘发生变化以后，对神经网络的功能，对回路的一些生理或者功能的影响。有三种胶质细胞，各位老师都讲了很多了，胶质细胞中很有意思的是轻型胶质细胞，它包裹了它的那些凸起，跟凸处有接触，它可能会调控这个凸处的传递；还有，少突胶质细胞，形成髓鞘。今天上午还有老师讲，一个少突胶质细胞它能够形成包裹几十个轴突的髓鞘，以我的理解，胶质细胞或者说髓鞘在神经元和神经元之间的相互作用、相互通信方面肯定有非常重要的调控作用，比如在这个地方（图略），LTP、LTD肯定也要受胶质细胞的控制。前一段时间我们组也讨论过，大鼠试验里面表明LTP是要受胶质细胞调控的，如果没有胶质细胞，是不可能产生LTP的。所以我觉得如果我的模型里面能够加入这些影响，就是说这些髓鞘脱落、再生，或者说失稳，把这些东西加进去之后,我特别希望探讨一下对空间认知的一些功能改变,这是我的初衷。

初步查了一下文献,因为现在从计算的角度,一般大家做的模型都是神经网络模型,只是神经元与神经元连接,几乎没有包括胶质细胞在里面。有篇文章是2008年在一个国际神经网络会上发表的,我查到他们做的模型是把脱髓鞘这个因素包括进去,他们做的是小鼠脊索的移动,就是说他们是用数学模型的办法。这是一篇我认为跟生物和数学沟通得比较好的一篇文章,其他的虽然也有一些,但是我觉得太纯数学了,跟生物的结合不是那么紧密。我的想法是,能够把胶质细胞的影响加进去,比如说髓鞘,各位老师也讲了,如果脱髓鞘,首先它引起的电信号的传导速度要变慢,它的幅度甚至也要减小,还有一个是突触,神经元与神经元之间会有突触,我相信它会对神经网络的工作、功能有深刻的影响,但是如何影响不知道。还有新兴胶质细胞的凸起,怎么调控?如果新兴胶质细胞失稳了,会不会影响神经网络的学习、记忆、认知、抉择、选择性记忆等等,这是我很想去做的东西。

以上是以海马内嗅皮层参与空间认知的研究向各位进行了汇报,总结起来就是:在细胞水平,重点探讨胶质细胞对单个位置细胞和栅格细胞等的编码调控;在神经回路水平,重点探讨一下新兴胶质细胞对海马内嗅皮层的网络参与路径和空间导航的神经动力学的调控,希望搞清楚它们怎么样影响空间认知的。

主题四　髓鞘失稳态与脑老化

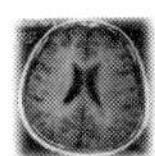

髓鞘的变性与死亡是脑老化的标志吗

◎陈　军

上午各位教授讲得非常好，告诉我们什么叫髓鞘，髓鞘是怎么生成的，如果某些基因缺失会导致髓鞘的脱失。我要结合上午韩先生讲的什么是生理性老化的问题讲一下。这个问题很难，5 年前我们刚刚开始问这个问题的时候是一个小学生，什么都不知道，翻教科书只有两三页，告诉髓鞘就是一个传递信息、节源，就没有了，要不然就是一大堆的蛋白质参与髓鞘的形成过程，就觉得很迷茫，这到底是怎么一回事？

后来，我们有机会把髓鞘从新生到老化整个的过程看了一遍，而且包括中枢神经系统还有周围神经系统中的。暂时我们有一个想法，比如说胶质纤维丢失以后，皮肤皱褶增多了，有一些老的标志。那么脑老化有没有标志？所以我们在问这样的问题，就是要找这样的答案。如果找到，是不是能够预测脑的健康？某一个时期通过脑脊液看有没有一些标志物出来帮助预测、诊断疾病？所以，有了这样的想法就开始了研究。我现在已经到了四十不惑的年龄了，这个时候转型，已经非常困难了。

物质流、信息流都是通过通道，神经信息也是通过通道，这个通道在哪儿？在脑内。它发出是由神经元，终止于凸出，如果纤维出现问题，功能肯定是丧失的，这个道理给我一定的启示。所以，坚持做下来这个事情很不容易，那么今天有机会给大家汇报，同时也学到了很多。上午韩先生讲了，社会上的老龄化社会是什么含义？是以某些岁数决定的。还有什么是生物学意义上的老龄化？这个问题我查了一些文献，发现对这个问题还是很模糊的。从生物学的观点出发，老龄化是机体成年后出现的内在的功能衰退，导致生殖力下降和死亡可能性增大。生物进化论的理论认为，老化是不可避免的，它是不可修饰的过程，因为这里的观点认为，如果老化了，好像就是说必然的，因为你必须给年轻一代让路，不然年轻人就没有优势了，如果按照这样一个观点，老化是没有办法研究的，研究不研究也没有意义的。但是有一个事情是有意义的，在医院看到的老年性疾病，它是某一个年龄段出现的高发疾病，很多人没有到那个时刻就终止了生命，所以老化没有办法回答到什么时候才是真正的老化，所以人到底活到多大岁数？这本身是一个很具有挑战性的问题。

20世纪80年代有新的观点，认为老龄化不是不可避免，而且有的生物根本就没有老龄化或者说老得很慢。什么生物有老龄化？还没有生殖就已经成熟的生物，如芽殖酵母等等。

发现了单基因的突变可以延缓生物的寿命，这是对前面生物进化论一个很大的挑战。发现化学诱发的基因突变可以使线虫长寿，或者是发现长寿的基因，发现很多类似的东西。那么，这些研究也有的是定在一些生物信号的通路上，这个可以使非脊椎动物的寿命延长，这是提出来一些非常明确的东西。那么，这些给人的提示是老化是可以再进行探讨的、是需要去探讨的，不是绝路。

另外一个我认为历史上的突破之二，一个是限制能量的摄取和药物也可以延缓哺乳动物的寿命。有一个McCay在营养学的杂志上发表出这样一篇论文，大鼠节食可以延缓寿命。去年有两篇文章值得注意，一个是NIH联合三家实验室的研究发现，每天给600天龄相当于人60岁

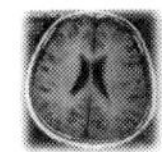

的小鼠饲喂肠溶性 mTOR 信号抑制剂雷帕霉素胶囊，可使雌性寿命延长14%，使雄性寿命延长9%。2009 年英国 IHA(the Institute of Healthy Ageing)的科学家发现胶质敲出小鼠 mTOR 信号下游分子核糖体 S6 蛋白激酶1 基因也可以延长寿命。大家过 40 岁以后要少吃点，多运动，这是非常有道理的。我想韩先生 80 岁还那么好的身体，肯定有一定的奥秘，可以多交流交流。

上述两个实验具有划时代的意义，对我们人来讲是一个好消息。我在想，寿命延长这里有很多的文章。但是在哺乳动物做的非常少，尤其我们研究说，人老了以后，如果是非常清醒的话，可能就少了很多麻烦，回家也认识路，生活自理也可以，如果脑子出问题会出现很多的问题，这就认知或者说老年性痴呆，这都是非常重要的。所以，我们就想能不能找到老化的生物学标准？提出这样一个生物课题。

大家可以看一下伦布朗的自画像，从22～63 岁，能看到生物的痕迹。作为画家，越老画出的画越模糊，说明他的视觉有问题，内在本身也是有问题的，从画中也是可以反映出来的。脑子里面有没有这样的东西？我们就在想这个问题。这个文章大概是2004 年以后才开始提的，结合脑成像的，有没有这样的问题？后来查到 2006 年，跟我们同步做的时候有这样一个做法，把人不同的年龄，5 岁、15 岁、45 岁等，可以看到 45 岁白质是最多的，白质到 45 岁是最健全的，然后开始退化。这个提示说，白质在脑老化中很重要，这是当前临床上人的试验研究很热点的一个问题。

实际上，我们生物学这个角度跟得不是很紧，我们现在才开始注意这个问题。所以，三年前我开始从学校本部调到塘沽医院，建立了一个比较好的平台，自己可以养动物，所以我们有拿到这种动物饲养的许可证，我可以把实验室的动物按年龄从新生一直到老龄归类，现在争取做到每隔一两个月龄的动物在实验室都可以有，这样为后面做的实验打下一个非常好的基础。大家知道，髓鞘受到外界的干预因素很多，感染等等很多都会影响，如果试验条件不好的话，数据很难解释。所以从分子到细胞、网络，我们的实验室都有这些东西，这是实验室的平台技术，所以我们就去看看这个问题。

上午大家也讲了，研究形态学的人都知道，把脑子拿出来去看的话，鉴定一下，年轻的动物和老龄动物，在神经元方面看不出太大的区别，人们也花很大的精力去看它的受体表达是不是有一定的区别。能看到这种脱落，但是还没有一个能看得那么清楚的。所以，我们看到的就是髓鞘的变化是非常显著的。那么，第一个证据就是髓鞘随增龄而逐渐的增厚，说明它有年龄上的变化。如果是到年龄的时候就已经很大了，说明轴突的大小和髓鞘是变化的。

我们做了一个神经轴突与有髓纤维的直径之比随增龄而减少的。4周左右这里开始出现一个变化，这是生物学的角度。后来我们把整个外轴中枢神经系统全部都看了，各个年龄，1周、2周、4周、8周，56周都看。大概到4周，一个月的时候基本上都长出髓鞘了，这是中枢神经；等8周以后，髓鞘就出现很不规则的变化，如果到老就出现脱髓鞘或者说轴突变性的问题，像戴教授讲的，可能就是髓鞘崩解了流出来的东西。这时把锥体数拿出来看，其他的地方几乎都是一样的。

从8周一直到60多周，所有髓鞘出现的问题都能看到，比上午邱教授讲的那个还要多，像这种崩解叫作什么呢？发卡式还是什么式的，这都有。里面已经出现空泡，轴突已经变性，髓鞘已经被轴突出来了。还有，可以在这么破破烂烂的髓鞘外面还有一个髓鞘，这个髓鞘就像一个新生出来的，好像要包这些乱七八糟的东西，这种已经是变性的了，已经

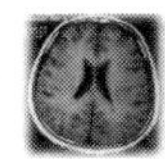

没有那种功能了。

我们作了这些统计学的分析。像有髓纤维随增龄而减少,完整的有髓纤维的,我们根据病理学定量,它是随着年龄增大越来越少的;换言之,损伤的神经纤维是越来越多的。这个大概从4周开始,到8周出现比较显著的变化。中枢神经的完整性也是一样的,但是中枢神经有一个发育迟缓,年龄小的时候慢慢地长完整,四周是全部有髓鞘了,这个时候它才开始退化,这也是我们看到的变异上的东西。

总的来讲,我们举一个例子,把外周神经,中枢神经,还有后索,坐骨神经里面的无髓纤维,这里变化最大的就是,出现损伤的都是无髓纤维,而有髓纤维不受损伤,而无髓纤维主要是跟痛觉神经有关系,归根结底,生命还是要有痛的感觉才行,没有痛的感觉人是活不长的,这是有内在规律的。

像上午各位临床教授讲的,比如说多发性硬化明确的是自身免疫性疾病,在这种髓鞘损伤过程中,血脑损伤是完整的,这说明它是内在的,不受外界炎症或者说损伤影响的,说明它是跟年龄有关的。

另外,髓鞘崩解了,到底是什么东西丢了呢?上午讲了,有一些基因的缺失会导致髓鞘不生成了,或者是出现髓鞘的形成。一般写书的人可能就是找了一个好的髓鞘给大家看一下,但是没有去讲任何年龄上的东西,这个过程是非常复杂的、基因调控的过程,有很多的蛋白参与这个过程,用基因芯片或者说RT-PCR(Reverse Transcription Polymerase Chain Reaction),来看的年龄的变化,28天有的到PIP,但是这些基因并没有到零,没有消失,说明它还有一个量的保留的过程。这样,我们就把髓鞘的相关蛋白做了四个抗体,一个是MBP,一个是MOG(Myelin oligodendrocyte glycoprotein),还有一个CNPAS(Congenital nasal pyriform aperture stenosis),还有一种,大概是四种;另外我们同时看了其他的抗体。这是1个月龄的,在所有白质纤维速度蛋白的表达都是非常高密度的,说明髓鞘出现的位置蛋白是非常必要的。大家可以看到,从前脑到尖脑,到中脑,脑干,一直到脊髓,你看脊髓在这个动物中,它的白质都是很致密的。但是,当我们看老一点年龄的动物时,比如5个月龄的,我们发现所有白质的地方,蛋白都脱掉了,而且看了5个月、18个月,我们觉得这个还会提前,还会早,就是说蛋白脱了以后可能就变化了。它怎么样修复这个过程?你看脊髓里面,白质里面的蛋白全脱落了,你看到的都是稀稀疏疏的,没有那么致密的板层。

我们毕竟不能把人脑子切下来去看,但是我们肯定有一个相当于晴雨表的东西,外轴血液或者脑脊液。我看见有一些文章,可以测出MBP的水平,可以测出Aβ,如果这些内容进一步去做,能够找到的话可以反映中枢的变化,意义就比较大了,就可以在临床上对人的健康进行评估了。现在我们正在跟公司合作,生产抗体,做试剂盒。我们下面正在做这样的工作,我觉得已经看到这样的变化了。

所以,对于蛋白水平的变化,我们进一步在问基因水平是不是有一个基因调控的过程?刚开始我已经交代过了,国际上大家不认为老化的过程有什么基因,很少有人有这样的证据。另外,发育跟老化是完全不同的过程,发育这个过程是由很多的基因参与进来,非常有序的在进行,但是老化几乎找不到这样一个过程。无非髓鞘的问题一个是生物学本身的,一个是社会心理学,还有一个是环境,都对它有影响,我们首先看生物学这块。

中枢神经系统里面最富有代表的就是视神经,研究得非常深入了。视神经实际上在脱髓鞘疾病中出现得最早的,在老化上也是出现得非常

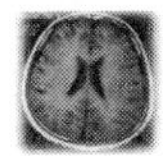

早的，比如说眼睛发花或者说看得越来越差的视力的变化就可能代表了这种变化，我们就用视神经作为模型。视神经我们也看了，从生后一天，一直看到最后，基本的规律是符合的，髓鞘开始长的时候是7天，也是一个月4周的时候全部长成，两三个月的时候出现退化。我们把整个时间做了基因芯片，扫出有44000个cDNA，变化比较大的有600多，60%是不知道这些基因是干什么的，我们可以看到有的基因是随着年龄逐渐上调的，在两个月之后，还是有一点下降的趋势，有的是先上调，然后再下调，有的是直接下调，还有的下调开始又上调。我们正在跟上海合作，他们有一套新的软件，可以把序列分析联系到信号通路上，这个工作我们正在跟他们合作，作一个全年的分析，看能不能找出哪一个信号基因，这个东西要找到的话，会很有帮助，这是基因水平上的问题。

我觉得我们后面面临的问题、工作就是要去找它的核心基因，然后在工作上作鉴定，如果"973"项目上能够获得国家认可，我们会跟在座很多专家进行合作，鲁青、邱教授可以提供很好的前期工作的经验，如果合作的话会找到很多有意义的东西。大家知道，从鲁青教授Olig1、Olig2之后，陆陆续续发现一些东西，当然还有很多可以挖掘的东西，像淘金一样。

最后，讲一下我们今后的设想。就像上午郭教授讲的，一生中Myelino可能都会出现问题，它有很多因素，环境因素、创伤、感染、炎症、毒素，这好像是它的内在现象，脱髓鞘是不可避免的，一旦出现了脱髓鞘之后，它就会分化，修复这个过程，所以这里就构成了平衡。在这些自然选择的压力下，可能会出现倾向于脱髓鞘，所以就往老的方向发展。另外，在这些因素的影响下，包括还有能量代谢，饮食等等，就会出现脱髓鞘，这个时候脱髓鞘或者脱髓鞘出现问题，就会出现失衡，要么向健康发展，要么向老年痴呆发展,这是非常有可能的。我们可以在这上面去探讨这些问题,比如说我们可以给一些干预因素,我们可以设想,说不定会有长生不老药出来,当然这个是带引号的。

我们做了五年的成果,不敢拿出来发表,因为很多东西还没有搞明白。今天听了很多教授讲的工作之后,我觉得对我们有很多好的启示,相信我们的工作成果会陆陆续续地发表出来,至少给大家一个我们的观点。

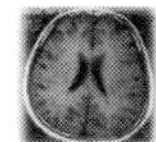

髓鞘稳态系与脑老化

◎崔德华

1. 髓鞘的稳态与失稳态

髓鞘的各种组分，包括胆固醇、脑苷脂、脑硫脂、卵磷脂、鞘磷脂等脂类及髓鞘碱性蛋白、髓鞘少突胶质细胞糖蛋白、蛋白脂质蛋白、少突胶质细胞糖蛋白、髓鞘相关糖蛋白等蛋白质在质与量上均维持动态平衡才能保证髓鞘的正常功能，这种动态平衡称为髓鞘稳态（myelin homeostasis）。

这种稳态的维持有赖于基因、表观遗传、脂类代谢等多层次的调控。遗传、免疫、细胞外液电解质、有毒物质等体内外因素引起髓鞘在胆固醇、脑苷脂、脑硫脂、卵磷脂、鞘磷脂等脂类及髓鞘碱性蛋白髓鞘少突胶质细胞糖蛋白、蛋白脂质蛋白、少突胶质细胞糖蛋白和髓鞘相关糖蛋白的组成及量的变化导致髓鞘功能异常称为髓鞘失稳态（myelin dyshomeostasis）。

人类生长发育到成熟期以后，随着年龄的增长，机体在形态结构和生理功能方面必然要出现一系列退行性变化，即神经细胞开始萎缩，细胞内脂褐素蓄积，细胞间突触联系和蕴藏的生化物质减少，接受和传递信息的能力降低，使老年人感觉迟钝，反应缓慢，记忆力下降，思维阻滞，脑功能降低，这就是通常所说的“脑老化”。

2. 髓鞘稳态的脂类代谢调控与脑老化

脂蛋白脂肪酶(LPL)可能是引起脑老化的重要因素之一:有报道,禁食后低龄小鼠体内的LPL激活水平高于高龄小鼠,前者的脂代谢也比后者活跃,提示LPL活性降低可能是机体老化的一个标志。我们发现在LPL缺乏的小鼠中,出现有突触丢失的现象(J Neurosci., 2009)。有研究表明,在髓鞘崩解后,LPL在髓鞘中表达量上调,并且其活性也增加,提示LPL可能参与髓鞘修复以及脱落髓鞘中脂类的合成及再利用(J Lipid Res,1998; J Lipid Res, 2002)。我们推测,随着年龄的增长,脑内脂蛋白脂肪酶活性的降低,导致游离脂肪酸的供给不足,髓鞘某些脂类成分合成受阻,脂类组成发生改变,其后果是髓鞘生成、脱落、再生的动态平衡被扰乱,引起早期的髓鞘失稳态和随之而来的认知功能下降。脂类是组成髓鞘多层膜结构的主要成分,因此与糖类代谢相比,脂类代谢显得更为重要。本项目拟推荐的首席科学家崔德华发现LPL缺乏小鼠脑中多不饱和脂肪酸中的DHA有明显的减少,LPL缺乏脂类代谢紊乱模型小鼠突触功能及可塑性降低,并且这种功能改变也是由于突触前囊泡的减少造成的(Xian et al. J Neurosci., 2009)。这可以推测出LPL参与突触小泡的内吞外排,维持神经功能的动态稳态。LPL对髓鞘稳态的维持起什么作用是重要的科学问题。目前对髓鞘内脂类的研究主要集中在结构与免疫方面,脂类代谢本身在髓鞘稳态中的调控功能学术界现在尚不完全清楚,针对髓鞘进行脂类组学和代谢组学研究将是意义重大的开创性工作。

肌萎缩性侧索硬化(ALS)轴索损伤并伴有认知障碍的患者TAR DNA binding protein-43(TDP-43)基因突变,在衰老过程中脑硫脂含量减

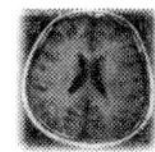

少，可引起记忆障碍。脱髓鞘疾病也常伴有认知障碍。但在临床水平上，ALS轴索损伤并伴有认知障碍患者的脑硫脂代谢尚不清楚。脱髓鞘相关疾病患者的脑神经酰胺代谢网络中，脑硫脂、半乳糖苷神经酰胺等鞘糖脂各组分含量是否出现特异性变化，其变化是否受到关键酶脑苷脂硫酸酶和半乳糖苷神经酰胺碱基转移酶含量的调控？这些科学问题的解答将帮助我们从临床角度探索脂类代谢与髓鞘稳态及脑老化的关系。以新发现的髓鞘稳态的表征分子为靶点设计特异性荧光分子探针将大有应用前景。

在老年人脑中，与AGEs（Advanced Glycation End products）代谢相关的酶glyoxalase水平及活性下调，因而导致AGE水平上升（Neurobiol Aging，2007），并且glyoxalase具有增加线虫寿命的功能（Aging Cell，2008），AGEs也能提升LPL的表达量（J Lipid Res.，2004）。在LPL异常细胞、动物模型中检测AGEs及其代谢相关酶glyoxalase的活性、表达量，以胶LPL异常导致的glyoxalase水平、活性以及AGEs变化并最终导致髓鞘失稳态和脑老化的潜在机制值得进一步探讨。

也有研究发现，在多发性硬化病人的少突胶质细胞中也有α-synuclein的聚集（Neuropathol，2009），并且最近我们也发现在LPL缺乏后出现α-synuclein的异常聚集（未发表），推测脂类代谢异常导致α-synuclein异常聚集可能与髓鞘稳态也存在相互联系，因此在分子、细胞、动物水平上验证α-synuclein异常聚集后髓鞘中的蛋白（如髓鞘碱性蛋白、髓鞘相关糖蛋白等）、脂类（如半乳糖脑苷脂、脑硫酯等）是否发生变化，并探讨其发生机制以及在脑老化中的作用将帮助我们进一步理解帕金森病的发病机制。

在瞬时缺血再灌注模型中，可观察到少突胶质细胞死亡和髓鞘脱落

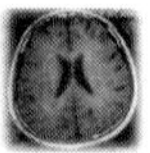

的现象(J Neurosci Res., 2010),但其具体机制尚不清楚。缺血诱导因子(HIF)是缺血后出现的保护性因子,我们的前期研究结果发现,HIF能够通过上调APP代谢中的α-通路、下调β通路从而保护细胞。那么既然HIF是一个转录因子,它能否通过调控髓鞘蛋白(如髓鞘碱性蛋白、髓鞘相关糖蛋白等)或者半乳糖脑苷脂和脑硫酯代谢中的酶(如半乳糖脑苷脂磺基转移酶、半乳糖苷酶等)维持髓鞘的稳态并对脑老化产生影响,也是一个值得关注的科学问题。

类固醇激素分泌的减少是机体老化过程中的一个重要现象。外周内分泌系统产生的类固醇激素可通过血脑屏障进入脑内与胞内受体结合,对包括髓鞘生成、脱落和再生在内的神经系统功能进行调节,因此,脑是外周类固醇作用的重要部位。不仅如此,脑也是产生类固醇物质的重要合成器官,我们把这些在脑内合成的类固醇物质称为神经类固醇,重要的神经类固醇包括雌激素、雄激素、孕酮等。神经细胞和胶质细胞产生的类固醇以旁分泌的形式作用于周围的细胞,同时也接受周围细胞产生的类固醇,从而实现功能上的相互调节。雄激素能够促进成髓鞘细胞(脑内为少突胶质细胞)的成熟,雌激素和孕酮均有促髓鞘再生和神经保护作用,而老年期的内分泌系统内这些类固醇的水平又是急剧减少的,因此,我们推测,神经类固醇分泌的减少可通过髓鞘失稳态影响脑老化。有研究表明,髓鞘再生效率与性别相关,在老年动物中雌性动物的髓鞘修复效率要明显高于雄性(Exp Neurol,2006),动物饮食中增加睾丸酮会提高髓鞘蛋白P0的表达量(Cell. Mol. Life Sci.,2007)。睾丸酮对髓鞘稳态的基因、表观遗传学调控机制及其对脑老化的影响还有待进一步研究。

有研究表明,外周神经系统中的脂肪酸合成酶(FAS)在髓鞘发育过

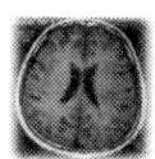

程中表达量会发生变化(Salles J et al. Brain Res Mol Brain Res., 2002),由于髓鞘主要是由脂类构成,并且脂类也是细胞的能量来源之一,推测FAS在轴突的髓鞘化过程中起着重要作用。中国科学院研究生院丁文军教授研究组发现,具有抗氧化作用的乌索酸能够抑制FAS的活性(Liu Y, Ding WJ, Biochem Biophys Res Commun.,2010),因而可以推测乌索酸可能会在髓鞘发育过程中起调控作用。

3. 鞘稳态的金属离子调控与脑老化

前面提到的金属离子也是脑老化相关的因素。崔德华实验室发现金属离子铜可以通过上调Abeta降解酶NEP的降解来降低其活性,提示过量的铜可以加速脑老化(Li et al. J Alzheimers Dis., 2010)。铜对脂质代谢的影响主要体现于含铜的酶,尤其是过氧化物酶。铜与Abeta结合为复合物,并催化氧化胆固醇和脂质,并产生H_2O_2和脂质的过氧化产物。镁是鞘磷脂酶的必需辅助因子,低浓度的镁可使APP代谢偏向beta分泌酶通路,Abeta产生增加;高浓度的镁则具有相反的效应。如前所述,这些金属离子与髓鞘也密切相关:铜是髓鞘的固有成分,镁和锰则在髓鞘蛋白的磷酸化和脂质的过氧化方面起重要的调节作用。金属离子的失衡是否可以通过另外一条新途径——髓鞘失稳态——加速脑老化的进程,仍未在细胞及动物水平得到验证。

4. 稳态脑老化的生物数学模型

神经系统由众多的神经元组成,神经元与神经元又通过突触建立联系,构成了极端复杂的信息传递和加工的神经回路(nerve circuitry)。神经回路是脑内信息处理的基本单位,树突和轴突分别是信息的入口和出口。信息从轴突的输出依赖于髓鞘结构与功能的相对动态稳定。大脑或海马的主要组成是胶质细胞。最近的神经生物学研究发现,胶质细胞不只起被动的支持作用,它们其实直接参与神经回路的形成、运作和适应(Allen and Barres, 2009)。少突胶质细胞在轴突外形成髓鞘加速神经电信号传递;星形胶质细胞的突起包裹血管和突触,保证突触信号精确编码,维持胞外离子平衡;而小胶质细胞使神经元处于被监测状态,以避免损伤和感染。尤其值得重视的是,胶质细胞之间不仅可以通过钙离子波直接对话,胶质细胞与神经元之间通过共同的物理接触点"突触"也相互通讯,少突胶质前体细胞甚至直接接受海马神经元的突触输入。本项目成员、计算神经科学研究员武志华提出了锥体细胞树突—胞体耦合是神经元活动依赖的假设,并通过计算机神经回路模拟发现神经元这种内禀的活动依赖耦合是独立于时间编码的发放率编码的发生基础(Wu et al. Biological Cybernetics, 2010),对引入髓鞘这一变量之后神经回路编码发放率以及树突—胞体耦合的研究,将进一步阐明髓鞘和神经元之间密切的相互作用在维持脑稳态的过程中扮演的关键角色。当髓鞘失稳态,各种胶质细胞缺失比例逐渐升高,即脑老化逐渐严重时,海马回路功能变化机理为何,仍是有待解决的问题。鞘失稳态与脑老化关系的研究则是一个更为新颖的话题,将为脑老化相关疾病发病机制的研究提供一个崭新的视角。

陈　军:

既然我们讲到 Ncuroscience,不如我们造一个词叫作 Myelinoscience。

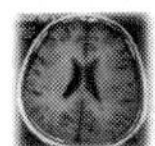

鲁　青:

Myelino是一个比较老的词,他们可能不知道新的词。

邱猛生:

Myelinoscience也是可以的。

陈　军:

比如说Neuro,实际上以Neuro作为一个神经元的学说来推动这个词,Myelino没有这样一个词,能不能形成一个词。

强伯勤:

它的含义是什么,解决什么关键问题,主要的问题是什么?你要有一个明确的观点提出来人家比较好写,如果光是一个名字,没有一个新目标的话也是不行的。

鲁　青:

加一个定语比较好。

强伯勤:

这次开会,新观点、新学说,你得明确一个观点,人家问你,你得说出一大堆。

邱猛生：

现在大家都把 Myelino 什么的都归在 Neuroscience 下面，Neuroscience 好像就是研究神经系统的 science，所以都把它归在 Neuroscience 下面，我觉得这么叫也可以了，以后研究得越来越多了，没有什么实际问题。

鲁　青：

因为整个领域大家对神经元还是以神经为中心，我看到一本书，不叫神经，叫神经胶质。胶质细胞研究一定要跟神经元的功能联系在一起，是分不开的。

强伯勤：

对于复审答辩，是不是你的目标应该更清楚一点？刚才崔教授画了一个图，解决的中心是什么问题，这个是比较重要的。因为答辩复审的时候，如果在这个问题上不明确是不行的。另外你取的是一个交叉，你这个交叉，你得能体现你的交叉是大学科交叉，不是什么小的细胞学跟分子生物学跟哪个学的交叉，是指生物学、生物学、化学、计算机科学等等这个领域的交叉，你得体现你是大学科的交叉，因为是一个大的综合性的交叉，是一个大学科，不是一个小的。比如说刚才武志华教授讲的，不是说我有什么学科，我有这个学科，有那个学科，得是个综合。

范　明：

到时候答辩的时候什么专家都有，给你讲什么是污水处理系统，这

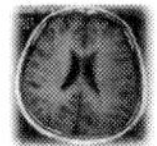

种、那种东西的，所以你准备幻灯的时候，一定要照顾那些搞秸秆、能源的专家，让他们听听，要通俗一点。

强伯勤：

祝你们成功！

韩济生：

Myelin 的切入点是很好的，过去好像都是神经元，对 Myelin 有一点忽视。因为神经细胞出来以后，上面就是 Myelino 在那包着，把它分开好像有点问题。Myelinoscience 也不是不可以。

邱猛生：

也没有必要把它分得太开。

韩济生：

对。说一个笑话。如果真的有长生不老药的话，发明长生不老药的不一定是功臣还是罪魁祸首了。自然的过程应该是我们追求的，而不是长生不老，当然这是一个笑话。

邱猛生：

我们应该追求没有得老年痴呆症的人。

韩济生：

对，大家都活得很好，很有尊严地活着，然后到时候尊严地离开，这就是我们的希望。

邱猛生：

人生追求的目标。

韩济生：

你到巴马调查过吗？

范　明：

不是我去的，我们所里有人去。

韩济生：

你刚才说的我没有听清楚。

范　明：

他们说是吃的不足，吃的东西不够，损害了一些生活质量。

韩济生：

他是被迫的，并不是自己追求的。

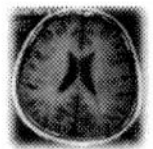

童坦君:

我想来之前,访问了国家自然科学基金委员会的主任。主任讲了三条,就是三个着重加强的地方。第一,基础,特别是着重基础;第二,前沿;第三,队伍建设。我是搞基础的,所以我能听得进去,他特别提出来有的学科有一些短板,短板理论,你要把短板补齐了,自然也就好了。

神经科学这方面,今天听了大家很多非常好的报告,也开阔了思路。我觉得神经科学发展得非常快,神经元、胶质细胞一起来的时候,髓鞘好像还是文献数量比较少一点,当然最近发展得比较快,所以是不是也是一块短板?如果短板发展空间很大,从整个国际来讲,这块短板如果我们国家很多科学家全力以赴来搞,这块短板也许会对神经科学作出更大的贡献!

专家简介

（以姓氏拼音为序）

陈　军

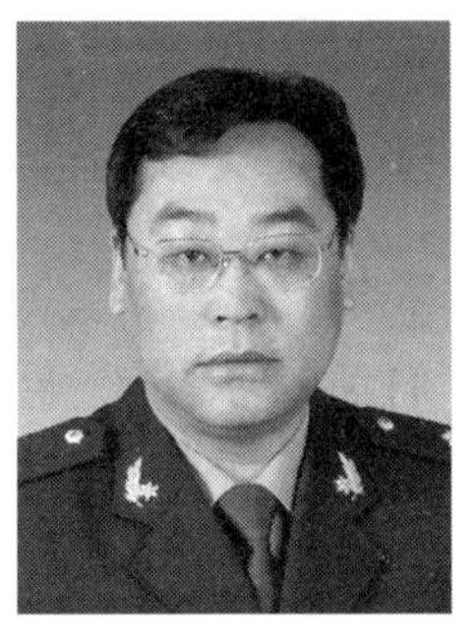

2002～2005年任第四军医大学神经生物学教研室副主任兼中国人民解放军神经科学研究所副所长，神经生物学专业博士生导师。2005年创建第四军医大学疼痛生物医学研究所，任所长，同时与唐都医院神经内外科共同创建第四军医大学功能性脑疾病研究所，任常务副所长。同期创建我国第一个疼痛医学博士授权点，从2006年开始招收疼痛医学专业博硕士研究生。2001年被批准为国家教育部“长江学者奖励计划”岗位特聘教授，2004年获得国家杰出青年科学基金，2006年获得中国科协“求是”杰出青年实用工程奖，被聘为国家“973”计划项目首席科学家，国家教育部“长江学者与创新团队”计划项目带头人，并入选新世纪百千万人才工程国家级人选，作为第一完成人，“神经病理性痛模型的创建及其在镇痛机制和治疗研究中应用”获2009年度国家科技进步奖一等奖。

陈晓钎

教授，硕士生导师教育部新世纪人才基金获得者。2002年以来发表SCI收录论文14篇，第一作者论文三

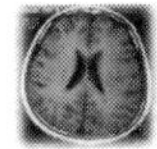

次获北京大学医学部优秀SCI论文奖。2004～2005年连续获国家自然科学基金面上项目、获湖北省卫生厅青年科技人才基金、华中科技大学医科科学研究基金重点项目、第33届中国博士后科学基金。主要研究成果获2006年中华医学奖二等奖。

崔德华

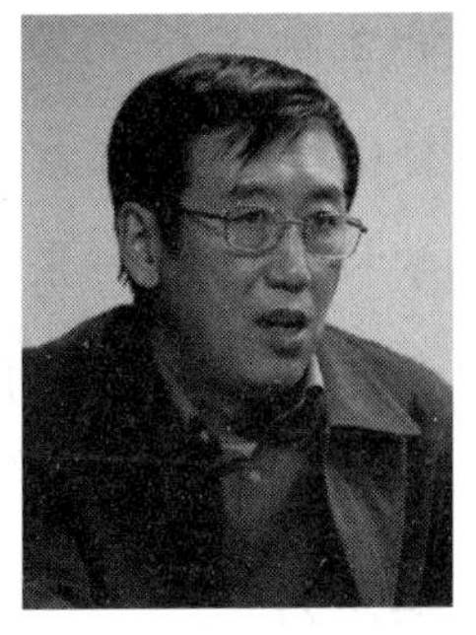

北京大学医学部神经科学研究所教授，博士生导师。在国内外参加过众多脑老化相关重点基金项目，其业绩在日本NHK科技专栏里被介绍过。其主要业绩包括：首次发现环氧合酶-2/CNPase对海洛因海绵状白质脑病中少突胶质细胞凋亡的作用；早老素和细胞内Abeta研究在*Nature Medicine*上发表，被引用在*Nature*及*Neuron*等杂志的论文中，被引用次数高达267次；脑衰老因素与认知障碍的研究结果发表在2009年的*JNS*上；微量元素稳态失衡与认知障碍的研究《铜，镁等微量元素稳态失衡影响淀粉样蛋白产生及降解的新机制》发表在2009年*JAD*上。

戴甲培

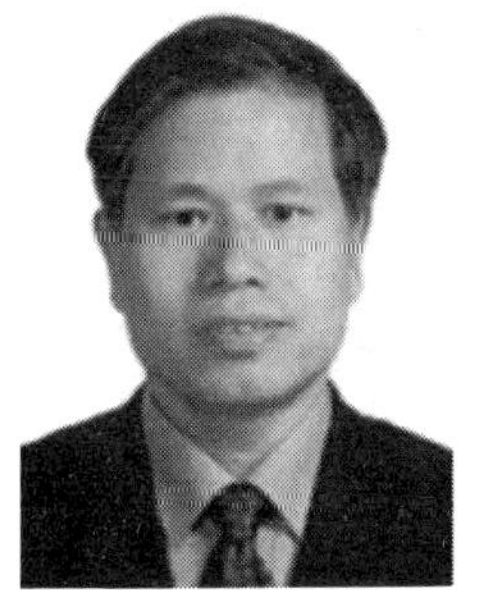

博士，中南民族大学首席教授，中南民族大学武汉神经科学和神经工程研究所所长，中国人脑库中心主任。2007年入选七部委“新世纪百千万人才工程国家级人选”，2008年获国务院特殊津贴。

丁文军

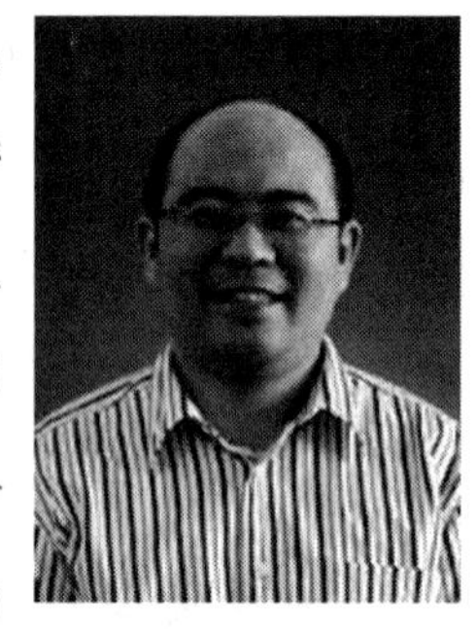

中国科学院研究生院生物系教授,博士生导师。研究方向为环境与健康。入选中国科学院"引进国外杰出人才"(百人计划),从事无机化学、分析化学、生物化学和分子生物学的工作已多年,能够熟练地运用环境化学、核技术和生物学方法及技术,研究环境学科和生命学科交叉领域的科学问题,具有对环境和生物样品中微量元素分离分析的经验,在环境分析技术、分子毒理研究、生物学技术方面积累了丰富的实践工作经验,并对颗粒物金属的细胞毒理学和基因芯片方法做了一定的前期研究和摸索工作。

樊东升

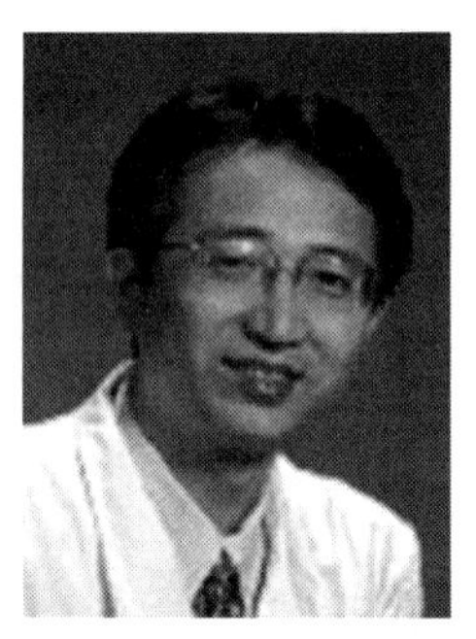

主任医师,教授,研究员,博士导师。现任北京大学第三医院副院长兼神经内科主任。主要研究方向为神经变性疾病(如运动神经元病)、神经肌肉病及脑血管病等,发表论文200余篇。曾获教育部高校科研优秀成果一等奖,卫生部科技进步奖三等奖,中华医学科技奖三等奖,中华医学基金优秀青年奖,北京市教育创新标兵,北京大学"杨芙清王阳元院士优秀教学科研奖",北京大学教学成果一等奖,北京市"精品课程"等,2004年入选教育部"新世纪优秀人才支持计划"。主持承担了国家"863"计划,教育部"211工程"及北京市科委、教委等重大项目基金课题;同时,作为子课题负责人,承担了国家"九五","十五","十一五"医学攻关课题以及国家"973计划"及卫生部重点项目学科课题等。

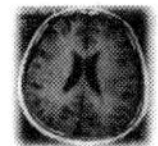

郭 力

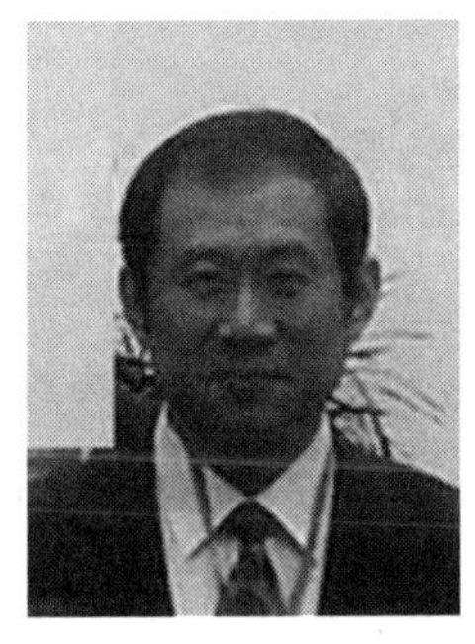

主任医师，教授，博士研究生导师。现任河北医科大学第二医院神经内科主任，神经病学教研室主任，河北省有突出贡献中青年科学、技术、管理专家，河北省“双十双百双千”人才工程人员，河北省优秀青年教师，省政府予以记三等功一次。1985 年以来，在髓鞘科学家李春岩院士的研究室主持或参加了多项髓鞘相关研究。在专业刊物发表学术论文 30 余篇，参编专业著作 3 部。获省部级科技进步奖 4 项、省卫生厅优秀科技成果奖 3 项。承担的科研项目有河北省自然科学基金资助项目 1 项、河北省医学重点学科跟踪项目 2 项、河北省博士课题基金资助项目 1 项，参加研究的有国家自然科学基金资助项目 1 项、省自然科学基金资助项目 1 项。

何晖光

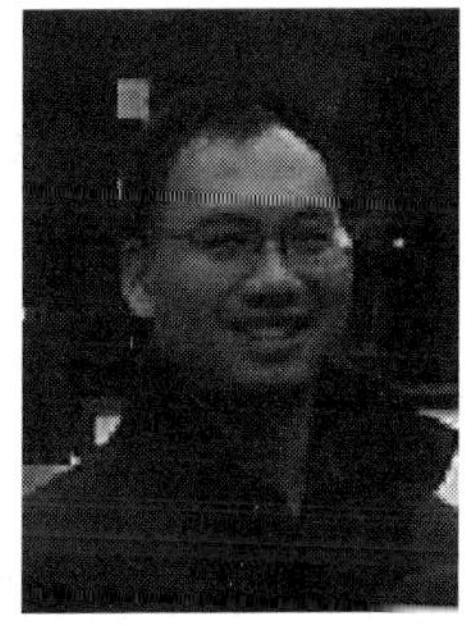

中国科学院自动化研究所副研究员，硕士生导师，美国电气与电子工程师协会（IEEE）会员，国际系统工程学会（INCOSE）会员。先后主持和参加了多项国家自然科学基金、“863”项目的研究，获得国家科技进步奖二等奖 2 项，北京市科技进步奖 2 项，2004 年获中科院首届优秀博士论文奖，2007 年被评为北京市科技新星，2009 年获得中科院“卢嘉锡青年人才奖”。自 2004 年起先后担任国家自然科学基金，国家“863”计划以及科技部国际合作项目的评审专家。研究领域为脑与认知科学，模式识别，医学影像处理，脑－机接口，计算机图形学等，研究结果在相关领域的国内外核心期刊以及国际主流会议上发表文章50余篇。

李春岩

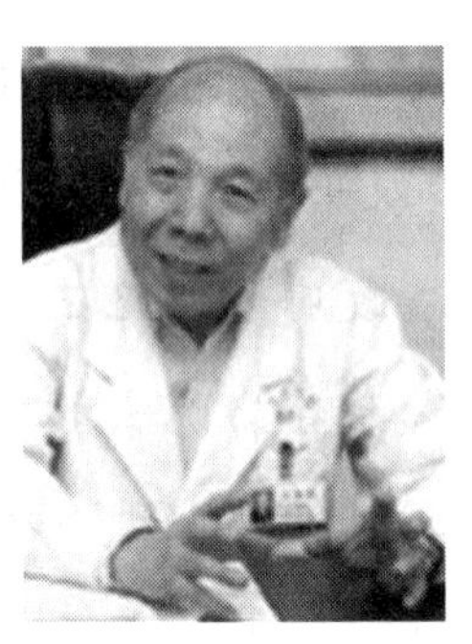

中国工程院院士，河北医科大学第二医院神经内科主任医师，教授，博士生导师，河北省神经病学实验室主任。具有高超的医疗技术水平和高尚的职业道德，几十年如一日献身于医疗、教学、科研工作。先后被评为全国卫生系统先进工作者、全国优秀科技工作者、河北省有突出贡献中青年专家，获全国五一劳动奖章、燕赵学者、河北省省长特别奖（个人奖），河北省管优秀专家，享受国务院政府特殊津贴。

李晓花

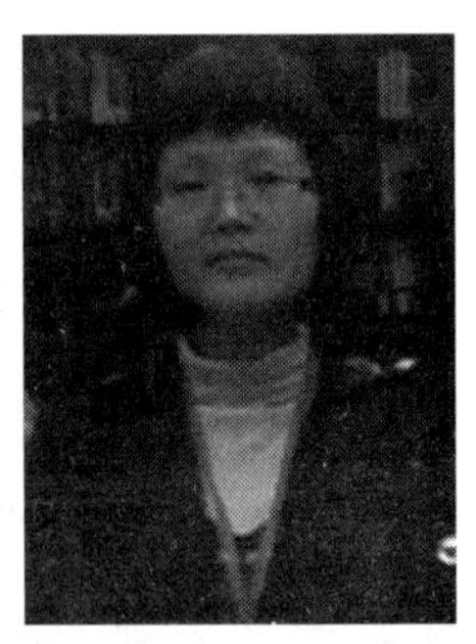

中国科学院化学研究所副研究员。现在在国家杰出青年基金获得者马会民的实验室工作，主要从事生物分子的光学探针的设计合成与标记分析研究。利用目标分子对光物理过程的切割作用，发展了单线态氧等物种的高选择性化学发光捕获探针；借助特殊的化学反应，设计合成了组氨酸的荧光标记探针，并成功地用于人血清中组氨酸的标记与分析。在国外留学的4年里，还开展了点击（click）反应型荧光探针的设计合成、DNA分子的结构模拟以及癌症细胞液中小分子代谢物的荧光标记分析等研究工作。迄今已在 *J. Am. Chem. Soc.*, *Chem. Commun.* 等国际重要期刊上发表论文近20篇。

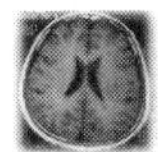

鲁 青

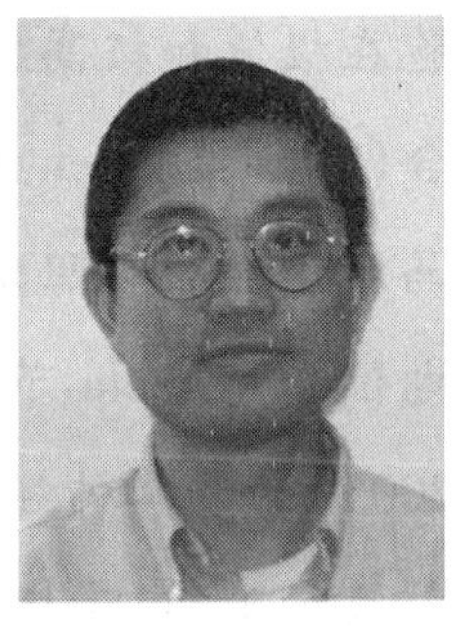

教授,博士生导师。在髓鞘细胞即少突胶质细胞发育与疾病领域以第一或通讯作者身份在 *Cell*, *Nature Neuroscience*, *Neuron* 等高水平杂志上共发表论文 14 篇,2007 年被四川大学华西第二医院聘请担任教授,开展以下工作:①髓鞘形成细胞的分化及髓鞘形成的分子调控机制研究;②髓鞘损伤后神经再生分子机制研究。已经在四川大学建立了小鼠基因条件性敲除,鸡胚及鼠胚胎转基因等多项关键技术,多个课题取得了重要突破。

邱猛生

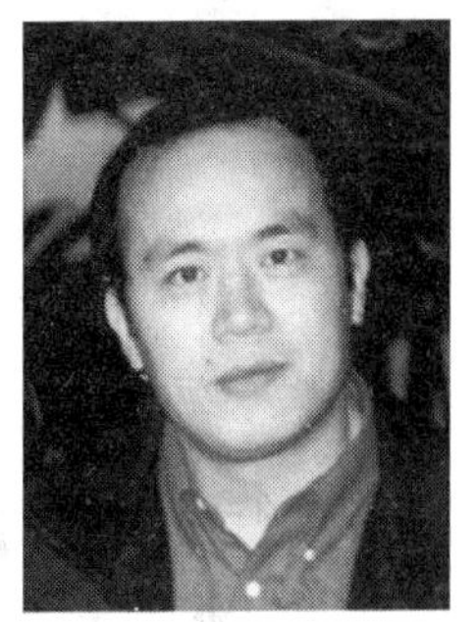

美国路易斯威尔大学教授,杰出学者。2006 年受聘为国家教育部第七批“长江学者奖励计划讲座教授”,2009 年入选国家”千人计划”。多年来主要从事神经发育生物学方向的科学研究,发表 SCI 论文共计 60 篇。

武志华

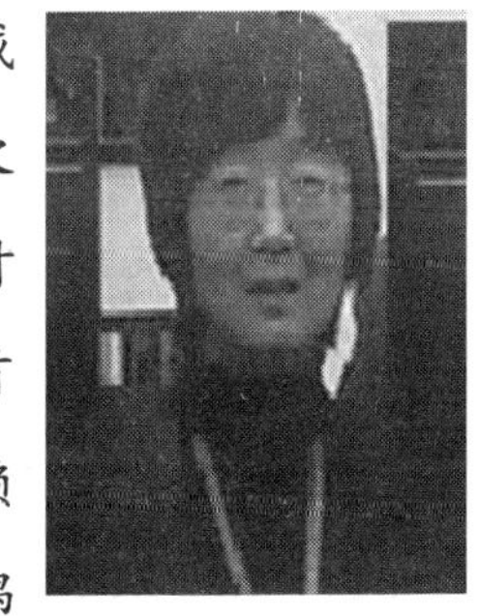

中国科学院生物物理研究所副研究员。研究领域是计算神经科学。在非线性系统浑沌控制方面,首次提出哈密顿系统浑沌控制方法。在神经编码方面,对海马脑区位置细胞发放率和时间双重编码的研究,首次提出了锥体细胞树突 - 胞体耦合是神经元活动依赖的假设,计算模拟发现神经元这种内禀的活动依赖耦合是独立于时间编码的发放率编码的发生基础。该模型不仅与位置细胞在极低和极高发放率下时间编码不受影响的电生理实验结果很好符合(例如:Huxter et al. Nature 425:828 -832, 2003),而且首次解释了海马活动被短暂阻断(~200ms)且 theta 节律位相随机重置后,位置细胞峰电位相对 theta 节律仍然继续前移(Zugaro et al. Nat Neurosci 8:67 -71, 2005)的计算神经机制。目前承担国家自然科学基金面上项目 1 项“海马位置细胞、内嗅皮层栅格细胞编码机理及其在动物导航中的作用探讨”(No.30770495),参与 2 项国家自然科学基金重点和重大项目(No. 30630028,90820008)。

肖 波

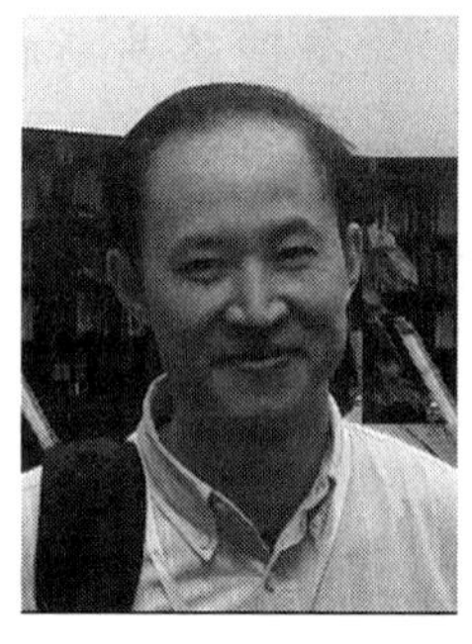

教授,博士生导师。2005 年回国前主要进行神经精神性疾病发病中可能起重要作用的基因功能研究,部分工作在 *Nature*, *Neuron* 上共发表论文 6 篇。并因此获得 1999 年美国 NARSAD 杰出青年奖和 2 项美国授权专利,并于 2004 和 2005 年获 3 项美国国防部创新奖。回国后创建了四川大学神经生物学与神经疾病研究中心。主要采用小鼠遗传学和细胞生物学以及生化学方法,研究神经元与神经胶质细胞的相互作用及其髓鞘形成,以及神经元死亡和退变的分子细胞学机制。研究方向:遗传修饰小鼠的制备,髓鞘形成与疾病,神经退行性病变等。其中包括对 Chin1 和钙离子信号在神经系统中的作用研究。目前已成功建立了 10 多个基因敲除动物模型,包括 Chin1, Orai1,Orai2 以及 Stim1 等。

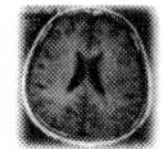

再帕尔·阿不力孜

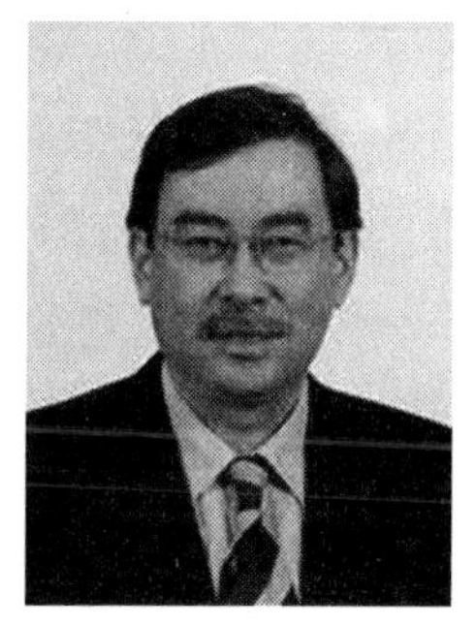

中国医学科学院/北京协和医科大学,药物研究所研究员,博士生导师,国家药物及代谢产物分析研究中心主任。首批“新世纪百千万人才工程”国家级人选,享受国务院政府特殊津贴专家。目前从事专业及研究方向:代谢组学质谱分析新方法、新技术及其应用研究。近十年来,先后承担及参加国家级和科技部等部门的科研项目16项。主要开展多重离子化方法、多功能整合的MS/MS、LC-MS/MS等质谱分析方法、新技术及其新应用途径研究。包括:天然产物分子鉴别及中草药物质基础中组分群的高效、快速的分析方法研究;基于冷喷雾质谱技术的分子间非共价弱相互作用、蛋白质构象表征的分析方法研究;代谢组学、药物体内代谢过程分析方法研究,新型敞开式离子化技术的研制等。已经发表相关学术论文70余篇,其中SCI收录论文30余篇;另应邀在国际及国内学术会议上作大会报告或特邀报告近20次。参加编写专著6部、分析化学辞典1部。1998年被评为北京市爱国立功标兵;分别获得2000年、2004年和2007年度中国分析测试协会科学技术奖(二等奖)。2004年入选首批“新世纪百千万人才工程”国家级人选,2006年被评为中国协和医科大学优秀研究生导师。

部分媒体报道

髓鞘科学:解密脑老化的新视角

刘　莉

髓鞘是包绕在神经纤维上的重要结构,参与了包括神经细胞分化、发育、信号传导、免疫应答、认知、衰老等各种重要生命过程。髓鞘科学,主要是探讨髓鞘的生成、脱失、再生过程中,髓鞘稳态与失稳态的生理及病理变化。

神经系统损伤如果不能够及时修复,会造成神经元的退行性变化,很多神经方面的功能就会丧失。以“多发性硬化症”为例,它有髓鞘的缺失,这个缺失的程度决定了病变特征,如果正好缺失在运动神经,这个人就会瘫痪;如果正好在视觉神经上,这个人就会失明。

髓鞘稳态依赖于基因、表观遗传、脂代谢或者多方面的调控。我们需要抓住一个科学问题,就是髓鞘稳态失调与脑老化,如何解决老年病,主要是对老年早期髓鞘失稳态进行干预,早期进行防止,可能会让更多老年人晚年有一个健康的幸福生活。

髓鞘是什么?

这个对大多数普通人来说,相对陌生的名词,如今越来越受到生物

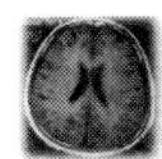

学、医学界专家的关注。一些研究表明，这层包裹在神经元周围的结构，与脑老化和老年痴呆等多种重大疾病发病有关。

近日举行的中国科协第39期新观点新学说学术沙龙上，多位专家以“髓鞘科学：解密21世纪神经科学及脑重大疾病的新视角”为主题，就髓鞘生物学的国际前沿问题进行讨论，希望为解决脑老化的早期干预等问题找到一个新的切入点。

来自高龄化社会的威胁

脑老化的研究近年来越来越受到关注，主要因为我们的社会逐渐进入高龄化。北京大学神经科学研究所韩济生院士介绍说：国际上认为，高龄化社会是以65岁作为界限，65岁以上人口达到7%就进入高龄社会，如果达到20%就成为超高龄社会。我国2000年已经达到了高龄化社会，以后可能会出现超高龄化。

与高龄化社会相伴的，是我国现在每年产生老年痴呆500万左右，据估算，到2050年，每年将新增2000万以上，“这个数字确实是惊人。”韩济生说，如果4～5个人里面有一个人老年痴呆的话，给个人和社会造成的影响是难以想象的。因此包括髓鞘研究在内，众多脑老化研究的目标是希望给老年人一个生理心理健康的晚年。

神经的“绝缘体”

髓鞘是什么？网络上可以找到的解释是：包裹在神经纤维上的重要结构，参与了包括神经细胞分化、发育、信号传导、免疫应答、认知、衰老等各种重要生命过程。

四川大学鲁青教授给出了形象的介绍，髓鞘细胞的主要功能就是包裹轴突（神经上的节点），就像平时电线的绝缘体，它的一个作用就是保护电线起绝缘作用。另外一方面,它会在生物体中增加神经传导的速度,有髓鞘的神经元和没有髓鞘的神经元,传导速度会相差200倍,有髓鞘的话会很快。当你一旦有一些痛觉,会马上有反应,这些就是因为轴突的快速传导。

这层包裹的作用极为重要,想象一下,电线绝缘体坏了会短路,短路会导致起火等严重后果,那么在人体上,这层包裹一旦损伤会表现为病变,和神经各种症状。

此前,鲁青一直在美国从事髓鞘方面的研究。在到哈佛大学做博士后期间,他发现了Olig1和Olig2两个调控因子在髓鞘当中的表达和功能,文章发表后引起轰动。

据鲁青介绍,神经系统损伤如果不能够及时修复,会造成神经元的退行性变化,很多神经方面的功能就会丧失。以“多发性硬化症”为例,它有髓鞘的缺失,这个缺失的程度决定了病变特征,如果正好缺失在运动神经,这个人就会瘫痪;如果正好在视觉神经上,这个人就会失明。

目前已有研究发现髓鞘跟老龄化及脑重大疾患都有关系。“实际上神经的环境决定了神经元的存活,这个环境也就是髓鞘细胞,现在美国对此很注重,很多人开始研究它怎样影响神经元的发育和存活。另外,还有一些精神分裂症,这些病人也有髓鞘的异常变化。就像电线如果绝缘体在某些地方不能包裹好了,就会短路,就导致病。

髓鞘稳态与失稳态

“髓鞘科学”主要包括哪些内容?此次沙龙的负责人、北京大学第三医院老年痴呆首席专家崔德华教授介绍说,“髓鞘科学”,主要是探讨髓鞘的生成、脱失、再生过程中,髓鞘稳态与失稳态的生理及病理变化。“这是个动态稳态,如果维持动态稳态的话,我们的大脑相对健康;如果

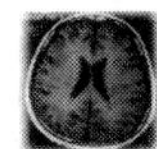

不是这样的话可能引起失稳态,引起病态脑及脑老化”。“髓鞘在分化形成中,在髓鞘各种组分比例和量上均维持一个动态平衡,才能保持髓鞘的正常功能,这就叫髓鞘稳态。”崔德华说,髓鞘稳态依赖于基因、表观遗传、脂代谢或者多方面的调控。我们需要抓住一个科学问题,就是髓鞘稳态失调与脑老化,如何解决老年病,主要是对老年早期髓鞘失稳态进行干预,早期进行防止,可能会让更多老年人晚年有一个健康的幸福生活。

为了更加跨学科讨论髓鞘稳态与脑老化的研究,这次沙龙邀请的专家来自多个领域,包括基因组学、表观遗传学、脂类及代谢组学、临床医学、细胞生物学、工学、生物物理学、生物数学、分析化学等。这些专家都从自己的角度对髓鞘做过相关研究。

国外髓鞘研究情况

近些年,国际上日益关注髓鞘的发育生成在神经系统中的作用,2009年《细胞》、《自然》及《科学》共有16篇相关报道。崔德华认为,这充分说明髓鞘的发育分化研究已成为世界主流前瞻性研究之一。

国内对于包绕在神经元轴突周围的髓鞘发育及其对神经细胞的调控机制国内关注甚少。

“千人计划”引进学者、杭州师范大学邱猛生教授介绍说,早年国外对髓鞘研究也不是很多,主要是集中在形态、成分方面的研究;最近十年尤其是在鲁青发现Olig1和Olig2调控因子以后,对分子调控机制的研究现在特别热门,因为髓鞘跟脊髓损伤、脱髓鞘疾病和老年痴呆都密切相关,所以现在国际上对这个领域支持力度是越来越大。

美国有很多基金支持髓鞘形成的研究,还有很多专门支持髓鞘研究的一些私人基金机构,比如说美国最有名的是“全国多发硬化研究机构”,每年资助这方面的钱有几百万美元,邱猛生和鲁青在美国的髓鞘研究“几乎从来没有断过这方面的资助”,每年也十几万美元。美国一些州也提供经费支持髓鞘研究。欧洲、加拿大、一些国际组织都有专项基金资助,还有其他的髓鞘机构支持力度也都非常大。据了解,最近美国能源部还专门拿出一笔钱来支持髓鞘研究,相当于我国的“973”立项一样。

崔德华介绍说欧洲和日本也都有相关资助项目,日本还有一个专门的髓鞘疾病多发硬化协会。

爱丁堡大学一项研究解释了为什么保护人体神经系统的绝缘体——髓鞘被损害后,多发性硬化病人会产生严重的症状,同时他们的发现还提示了针对此类病人的新的辅助治疗方法。多发性硬化是中枢神经系统最常见的免疫性脱髓鞘性疾病之一,其严重症状是因为对髓鞘的破坏而引起的。

科学家们在理解复杂神经系统动物例如人类如何在神经细胞间快速传递信号方面取得了重大突破。神经细胞之间以及与其他器官比如肌肉之间的信息传递都极为迅速,只有这样,身体才可以及时对大脑的指令做出反应。大脑的电信号可快速传播是因为它们可以“跃过”称为“热点”的神经节点。

研究人员解释说:“在多数情况下,神经节点在神经元上的位置由特殊的神经胶质决定,而神经胶质通过髓鞘包围着神经元。婴儿在出生后的几年里,其神经元是被这种神经胶质所包围,从而确保了神经系统的正常发育。如果神经元细胞没有这种髓鞘,直接导致神经系统功能的损坏,会导致脑重大疾病,失明,瘫痪甚至死亡。”

《科技日报》(2010年05月06日)

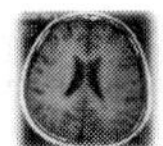

解密21世纪神经科学与脑重大疾病新视角

王学健

与脑老化和老年痴呆密切相关的髓鞘科学进入中国科学新观点新学说学术沙龙的视野。在日前举行的以“髓鞘科学——解密21世纪神经科学及脑重大疾病的新视角?”为主题的中国科协第39期新观点新学说学术沙龙上,与会专家在髓鞘生物学的国际前沿及争议问题方面达成了共识,为解决脑老化的早期干预等问题找到一个“髓鞘稳态及髓鞘失稳”新的切入点,为人口老龄化战略研究提供了新的思路和有价值的建议。

髓鞘是包裹在神经纤维上的重要结构(类似电线外绝缘体),与先天性髓鞘发育不良性神经病、感染性疾病、中毒性疾病、免疫相关疾病、精神疾患如抑郁症、脑老化和老年痴呆等重大疾病发病有关。与会专家从髓鞘科学——解密21世纪神经科学及脑重大疾病的新视角,围绕“髓鞘产生、分化、脱落及再生过程中髓鞘稳态与髓鞘失稳对脑重大疾病及脑老化的影响”这个关键科学问题,针对每个专题畅所欲言,争辩质疑,在宽松、自由、平等的环境中进行了广泛而深入的探讨和辩论。专家们普遍认为，髓鞘生物学研究将为神经科学及脑重大疾病的早期干预带来重大突破，从而为脑老化与多种重大疾病的防治及预警提供科学依据，增加我国在该领域的原始创新能力。在这次学术沙龙上，“千人计划”入选者杭州师范大学教授邱猛生，“千人计划”候选人四川大学教授鲁青，长江学者、第四军医大学教授陈军及北京大学第三医院神经内科教授樊东升担任领衔科学家，来自生物数学、计算机科学、生物物理学、分子生物学、遗传学与表观遗传学、神经科学和临床医学等领域的30余位专家出席。此次沙龙特邀中国科学院院士韩济生、强伯勤、童坦君以及北京大学衰老研究中心教授王晓民、范明等著名专家参与讨论。北京大学神经科学研究所教授、北京大学第三医院老年痴呆首席专家崔德华担任沙龙负责人。

《科学时报》(2010年04月30日)